汉竹编著·健康爱家系列

鲁卫星
教你战胜
心脑血管病

鲁卫星 / 主编

江苏凤凰科学技术出版社
全国百佳图书出版单位
· 南京 ·

图书在版编目（CIP）数据

鲁卫星教你战胜心脑血管病 / 鲁卫星主编 . — 南京：江苏凤凰科学技术出版社 , 2021.10

（汉竹·健康爱家系列）

ISBN 978-7-5713-1752-2

Ⅰ . ①鲁… Ⅱ . ①鲁… Ⅲ . ①心脏血管疾病—防治②脑血管疾病—防治 Ⅳ . ① R54 ② R743

中国版本图书馆 CIP 数据核字 (2021) 第 011002 号

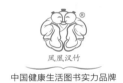

凤凰汉竹

中国健康生活图书实力品牌

鲁卫星教你战胜心脑血管病

主　　　　编	鲁卫星
编　　　著	汉 竹
责 任 编 辑	刘玉锋　黄翠香
特 邀 编 辑	张 瑜　仇 双　张 冉
责 任 校 对	仲 敏
责 任 监 制	刘文洋

出 版 发 行	江苏凤凰科学技术出版社
出版社地址	南京市湖南路 1 号 A 楼，邮编：210009
出版社网址	http://www.pspress.cn
印　　　刷	南京互腾纸制品有限公司

开　　　本	720 mm × 1 000 mm　1/16
印　　　张	12
字　　　数	240 000
版　　　次	2021 年 10 月第 1 版
印　　　次	2021 年 10 月第 1 次印刷

标 准 书 号	ISBN 978-7-5713-1752-2
定　　　价	39.80 元

图书如有印装质量问题，可向我社印务部调换。

导读

怎么年纪轻轻的就得了"三高"？

偶尔心绞痛要不要去医院检查一下？

心脑血管疾病是不是很容易复发？

......

确诊为"三高"或心脑血管疾病后，首先要听从医生的建议进行合理治疗，不可以随意停止用药。其次，要注意调整自己的饮食习惯和生活习惯。长期坚持，心脑血管疾病会得到改善和缓解。

日常生活中，我们要想改善血管状况，就要多管齐下。在每天的饮食中，尽量多摄取有利于血管健康的食物，避开会给血管增加负担的食物；坚持按摩身体相应穴位以促进血液循环；适量运动，保持血管年轻化；注意调整心情，时刻保持心境平和、心情愉悦。

本书为你贴心解答了心脑血管疾病患者容易遇到的问题：患了心脑血管疾病应该做哪些检查项目、怎样用日常生活中常见的食材养护血管、8 种常见的心脑血管疾病应该怎么调养、发生意外情况应该怎样处理、一年四季应该怎么注意血管健康等。

用简单有效的方法，让血管重获健康，别让你的血管比你老！

主　编：鲁卫星

副主编：胡雅慧　鲁　娜

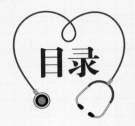

目录

第一章　为什么血管不再通畅

第二章　日常保健和突发急救

第三章 食疗调理心脑血管

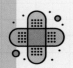

第四章　运动强韧血管

第五章　揉揉按按，畅通血管

第六章　情志调养是一剂良药

第七章　顺应四季养护心脑血管

第八章 8种心脑血管疾病调养

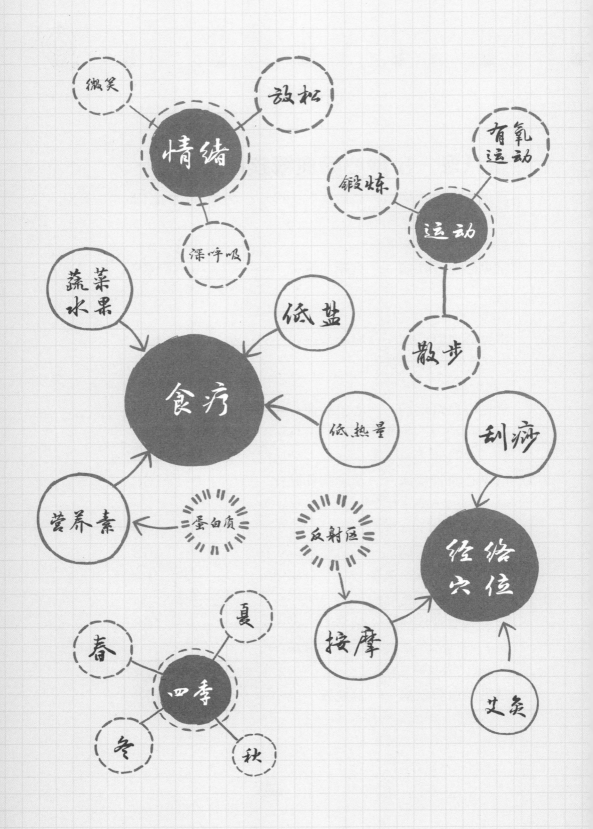

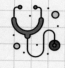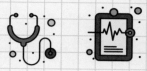

第一章
为什么血管不再通畅

血管是为全身各组织输送氧气与营养的交通要道，毫不夸张地说："人的健康是由血管决定的。"然而，血管的健康却常常被忽略，日常不良生活和饮食习惯使我们亲手把血管培养成了危害健康的"定时炸弹"。只有了解血管，及时保护血管，才能远离心脑血管疾病。

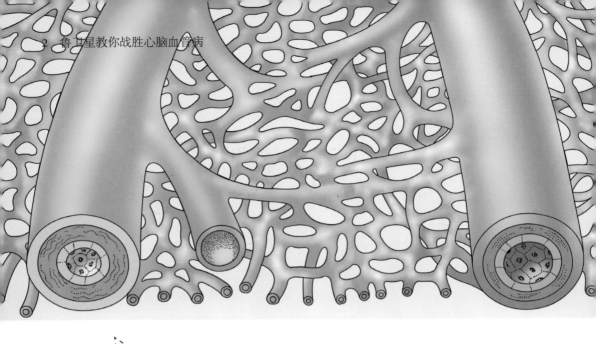

血管是什么

　　血管是指血液流过的一系列管道。除角膜、毛发、指(趾)甲、牙质及上皮等处外，血管遍布人体全身。按血管的构造功能不同，分为动脉、静脉和毛细血管3种。

　　动脉起自心脏，不断分支，口径渐细，管壁渐薄，最后分成大量的毛细血管，分布到全身各组织和细胞间。毛细血管再汇合，逐级形成静脉，最后返回心脏。

　　动脉和静脉是输送血液的管道，毛细血管是血液与组织进行物质交换的场所，动脉与静脉通过心脏连通，全身血管构成封闭式管道。人体内血管分布常具有对称性，并与功能相适应，大的血管走向多与身体长轴平行，并与神经一起被结缔组织膜包裹成血管神经束。

"血管垃圾"是怎么形成的

通常我们把血管中的胆固醇、低密度脂蛋白、血栓（很多血小板聚集在一起，相互拥挤碰撞，造成破碎而凝血，易形成血栓）、甘油三酯等，易造成动脉血管堵塞、狭窄，甚至产生斑块，使血管硬化的物质叫作血管垃圾。

这些垃圾是怎么堆积起来的呢？有以下几个原因：

1. **血管壁内膜破损**。血管壁内膜是上皮组织，没有毛细血管，可能会因为病理性或生理性原因而导致破损。

2. **精神失调**。紧张、压抑、情绪波动可能会导致内分泌紊乱，造成身体产生大量的自由基。

3. **病毒感染**。感染病毒会使身体抵抗力下降，使血管失去光滑、有缺损，易黏附"垃圾"而造成堆积。

4. **缺少矿物质**。钙和镁等矿物质对血管有保护作用。饮食上摄入足够的钙对降血压和降低心血管疾病发病率是有帮助的。但不建议大量服用钙的补充剂。缺乏镁可引起心肌坏死，冠状动脉血流量降低，从而易导致冠状动脉粥样硬化。

5. **不良生活习惯**。偏食、吸烟、喝酒、睡眠不足等不良习惯易导致生物钟紊乱。

6. **抗氧化营养素减少**。低密度脂蛋白使血管内自由基增多，血管氧化，造成垃圾堆积，使血管失去弹性，斑块增多，血管变硬。

7. **缺少B族维生素**。B族维生素可以促进血细胞的生成。当缺乏B族维生素时，血管壁开始变薄，在血压的作用下，血管开始向外凸起。当局部的血管都开始鼓起时，就形成了肿块，最后血管可能裂开出血。

导致血管异常的因素

"血管垃圾"堵塞血管

正常状态时，人体血管内血液流动通畅，各个组织和器官所需的养料和氧气能得到很好的供应，组织代谢产生的废物和二氧化碳也可以正常地排出，生理活动能正常地进行。随着年龄的增长、长时间不健康的生活方式等导致血液中的胆固醇、甘油三酯、低密度脂蛋白等"脂质垃圾"增多，沉积淤堵在血管壁上，就会堵塞血管。当血液无法及时供给氧气和养料，组织就会缺血、缺氧，导致高血压、高脂血症等相关疾病。因此想要从根本上解决心脑血管疾病及其症状，就要清除"血管垃圾"，解决血管堵塞的问题。

血压高使血管变脆弱

血压高会导致血管壁变得脆弱，罹患脑出血、冠心病的风险也会随之增加。由于高血压患者的血管长期受到高压压迫，处在一种扩张的状态，就像弹簧长期处于过度拉伸的状态，久而久之就会失去弹性，血管失去弹性就会变脆、变硬，容易破裂。长此以往，就会危及生命。

血脂高让血管变窄

血脂是指血浆中所含的脂类，包括甘油三脂、胆固醇、磷脂等。正常情况下，身体内脂类物质的吸收、转化与消耗维持动态平衡，所以血脂含量可以保持相对稳定。但是，当血液中的脂类物质过多时，血液就会变得黏稠，过多的脂类垃圾就容易在血管壁上沉积，聚集成斑块，就是我们常说的动脉粥样硬化。时间一长，血管就会被逐渐增多、增大的脂质斑块堵塞，使血流变慢，血栓形成，严重时甚至会完全堵塞血流。

年龄增长、不良习惯加速血管老化

年龄增长

随着年龄的增长，血管开始老化，血管内的杂质在血管壁的沉积逐渐增多，会出现血管弹性减弱、管腔狭窄及血流变缓等情况，进而造成动脉血管发生硬化。40岁以后这种变化表现得尤为明显，病灶部位的动脉壁会不断增厚或向外膨起、变硬、失去弹性，还可能引起血压升高，甚至直接导致脑、心脏缺血或出血。因此，年龄越大患心脑血管疾病的风险也就越大。

餐餐大鱼大肉，血管易堵

生活质量提高了，越来越多的家庭膳食偏向于餐餐大鱼大肉，但是健康水平反而降低了。长期食用大鱼大肉会导致血管里的垃圾越来越多，容易造成血管堵塞。

保养血管，饮食宜清淡，尽量避免摄入过多的油脂类，猪、牛、羊等红肉要尽量少食。

昼夜颠倒，打乱血管"生物钟"

从养生角度来讲，晚上11点到凌晨3点钟处于睡眠状态，可保证肝脏代谢充分。熬夜时，心脑血管的"生物钟"会被打乱，导致血管收缩、血液流动缓慢、黏稠度增加。长期"黑白颠倒"的人，患心脏病的风险较正常作息的人要高。

一天两包烟，血管易"中毒"

吸烟是导致血管发生病变的元凶之一，吸烟会让血管中的垃圾增多，使血管一天天脆弱下去。有研究表明，每天吸烟20支以上，患冠心病的风险会增加2~3倍。还有研究发现，熬夜时吸烟，会使血液的黏稠度显著升高。

运动少，血管垃圾多

正常人皮肤上每平方毫米约有600根毛细血管，平时只开放100~200根，多运动能让更多的毛细血管开放，促进血液微循环；而长期不运动，会影响毛细血管供血，血管内的垃圾会逐渐累积，形成粥样硬化斑块，容易引发疾病。

心血管系统是什么

心血管系统包括心脏、动脉、毛细血管和静脉。它以心脏为中心，通过血管与全身各器官、组织相连，血液在其中循环流动，是一个完整的、封闭的循环管道。

心脏是一个中空的肌性器官，它不停地、有规律地收缩和舒张，不断地吸入和压出血液，保证血液沿着血管朝一个方向持续向前流动。血管是运输血液的管道，包括动脉、静脉和毛细血管。动脉自心脏发出，经反复分支，血管口径逐步变小，数目逐渐增多，最后分布到全身各部组织内，成为毛细血管。毛细血管呈网状，血液与组织间的物质交换就在此进行。毛细血管逐渐汇合成为静脉，小静脉汇合成大静脉，最后返回心脏，完成血液循环。

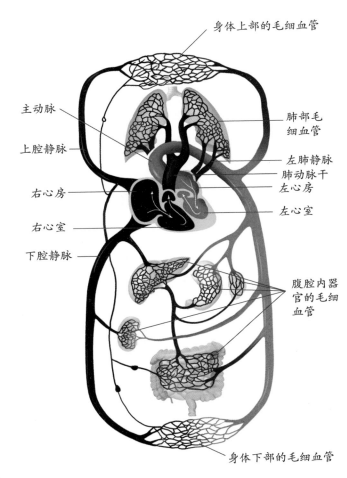

血液循环模式示意图

什么是心脑血管疾病

心脑血管疾病是心血管疾病和脑血管疾病的统称，又称循环系统疾病，泛指由高血压、血液黏稠、动脉粥样硬化等导致的心脏、大脑及自身组织发生的缺血性或出血性疾病。正确地认识心脑血管疾病，对预防和治疗疾病具有重大意义。

什么是心血管疾病

心血管疾病指心脏、血管的疾病，是内科中的常见疾病，并且是老年人常见疾病。人体随着年龄的增加，心脏和血管逐渐老化，心血管疾病的发病率也随之升高。

病症分类： 心血管疾病根据病程可分为急性心血管疾病和慢性心血管疾病；根据致病原因，又可以细分为先天性心血管疾病和后天性心血管疾病。

典型症状： 心悸、呼吸困难、紫绀、眩晕、晕厥和疲劳等。

常见病种： 冠心病、高血压、高脂血症、急性心肌梗死和风湿性心脏病等。

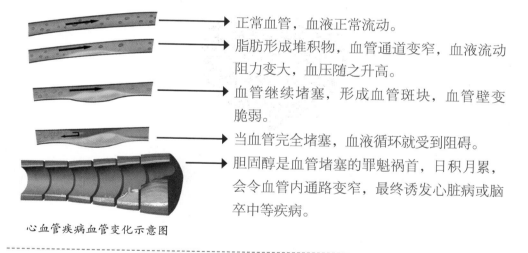

正常血管，血液正常流动。

脂肪形成堆积物，血管通道变窄，血液流动阻力变大，血压随之升高。

血管继续堵塞，形成血管斑块，血管壁变脆弱。

当血管完全堵塞，血液循环就受到阻碍。

胆固醇是血管堵塞的罪魁祸首，日积月累，会令血管内通路变窄，最终诱发心脏病或脑卒中等疾病。

心血管疾病血管变化示意图

什么是脑血管疾病

脑血管疾病是指为脑部提供血液的血管发生病变后引起脑功能障碍的一类疾病。临床上表现为中风不语、半身不遂等，常称为"脑卒中"或"中风"。

病症分类： 脑血管疾病按性质，通常可分为缺血性脑血管疾病和出血性脑血管疾病；按照病程，又可分为急性脑血管疾病和慢性脑血管疾病。

典型症状： 脑血管疾病患者由于病变的部位、范围和性质不同，临床表现也有所差异，其主要表现有偏瘫、呕吐、头痛、失语和意识障碍等。

常见病种： 脑血栓、脑出血、脑梗死或高血压脑病等。

心脑血管疾病的危害

1. **冠心病导致的猝死**。冠心病是常见的心血管疾病之一，它起病隐匿、发病迅速，死亡率较高。心脏血管硬化，无法供应给心肌足够的血液和氧气是其主要的致病原因。发病后，会出现呼吸困难、心脏停搏等症状，严重者可能猝死。

2. **破坏人体的酸碱平衡，使体质酸化**。大量脂质蛋白游离在血浆中，极易使机体体液酸化，降低对病毒、细菌的抵抗能力，同时还会影响到老年人体内骨质钙的分解游离，导致缺钙和骨质疏松。

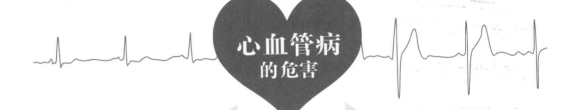

心血管病的危害

3. **血栓导致的中风、猝死**。心血管疾病患者多有血管硬化和血液黏稠的症状，两者并发，容易形成血栓。血栓如果发生在心脏内，则会造成心脏局部缺血坏死，发生心肌梗死；如果发生在大脑，可造成大脑局部缺血甚至坏死，形成中风。

4. **严重并发症相继出现**。心血管疾病发展到后期，由于心脏长期泵血不良，身体的其他器官可能因为血瘀缺氧而受到不同程度的损害。例如，肺部血瘀极易造成肺部感染，肝脏长期血瘀缺氧可能导致肝硬化，肾脏血瘀会引起肾衰竭，这些并发症会加重心血管病患者的病情，对身体健康造成诸多危害。

1. **反复发作**。脑血管病经抢救存活下来的人中，在5年内有部分人会复发，而在1年内复发的更多。同时，脑血管病致病因素较多，极大地威胁着患者的生命。

2. **后遗症和并发症多**。脑血管病经抢救存活的患者中，大部分都存在不同程度的致残性后遗症，如半身不遂、口齿不清、智力减退、关节僵硬和挛缩等。此外，由于脑血管病患者身体免疫力受损，还极易诱发其他并发症，如肺炎、尿路感染及褥疮等。

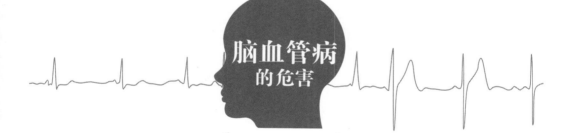

脑血管病
的危害

3. **行动功能受损**。脑血管疾病临床上主要表现为中风不语、半身不遂，也就是我们常说的"脑卒中"或"中风"。脑血管疾病发生后，尽管通过及时的抢救和治疗能降低死亡率，但大多数患者的机体功能，诸如语言、行走等能力都会受到一定程度的损害，影响患者及其家人的正常生活。

4. **脑出血增大死亡率**。在不同的脑血管疾病中，脑出血的死亡率非常高。脑出血可以发生在脑实质的任何部位，可以单发也可以多发，并且发病突然、进程快，严重时在数分钟或数小时内恶化，患者还会并发血压升高的症状，大大增加死亡的风险。

警惕心脑血管养生误区

别再迷信饭后百步走

一定不要饱餐后洗澡

"饭后百步走，活到九十九"是说饭后多活动有助于消化。然而从生理学的角度分析，这种说法却存在偏颇之处。

食物中的营养成分要经过消化吸收才能被身体利用。消化吸收并非由消化系统独立完成，而是需要很多器官组织的协调一致，其中血液循环系统占有重要地位。饭后立即活动，会使肌肉内血流量增加，胃肠道的血流量减少，从而影响消化功能。此外，对于患有心脑血管疾病，如心功能不全、血管硬化、严重冠状动脉狭窄的人而言，心脑血液供应本就不足，饭后立即散步会使一部分血液向下肢肌肉输送，不仅胃肠供血明显减少，影响食物消化吸收，还会进一步加重心脑缺血的情况，可能引发心绞痛、脑缺血等心脑血管疾病。因此，这类人吃晚餐不宜过饱，以八成饱为宜，饭后坐着适当休息一会儿再散步。

有句谚语说"饭后不洗澡，酒后不洗脑"，字面上的意思就是，吃完饭以后不要马上洗澡，喝完酒以后不能立刻洗头。这是因为在刚吃饱饭的时候，胃部会集中大量血液用于消化食物，这时供应给其他器官的血液就会相对减少，如果这个时候洗澡，周身的皮肤和肌肉血管扩张，血液流量加大，就会造成供给消化器官的血液减少，从而影响消化吸收，容易引起低血糖，甚至出现虚脱、昏倒的情况。而洗头时要低头，会造成头部缺血更加严重。

另外，浴室通风不畅，在这样的环境中，人的代谢水平较高，使人体血液中含氧量减少，极易产生缺氧症状，轻则头晕、头疼，重则出现昏迷。

洗澡最好在饭后一两个小时后进行，洗澡时长要依身体情况而定，不宜过长。

不爱动的人，运动量要慢慢增加

现代人由于工作繁忙，加班较多，运动的时间和机会不多，想起来自己该运动了就抽空去健身房狂练一番，或是找个机会一口气爬到山顶，以为这样就算是运动了，身体就健康了，殊不知，这样做的危害可能更大。这些人平时长期工作紧张，身体超负荷运转，疾病已悄然而至，蓄势待发，一旦剧烈运动，超出身体承受能力，就容易发生意外。

正确的做法是，每周保持两三次运动，每次持续 1 小时左右。运动以有氧运动为佳，如快走、慢跑、游泳、骑自行车等。

热水烫脚，心脏受不了

寒冷的冬天，好多人都会觉得手脚冰凉，腿寒膝冷，喜欢每天用热水烫烫脚。中医认为，"风寒脚下生"，每天泡泡脚，偶尔泡个温泉，确实对于缓解腰腿酸痛、失眠焦虑有一定的帮助。但对于某些特殊人群来说就要注意了，例如心脏病、心功能不全的患者，低血压、经常头晕的人，都不宜用太热的水泡脚或长时间泡脚、泡温泉。

这是因为过高的水温会使心脑血管疾病患者的毛细血管扩张，从而加大了血液流量，短时间内增加了心脏、血管的负担，这对于血液循环本就不畅的人来说，无异于雪上加霜。泡脚时温度应以 40℃左右为宜，时间不超过 30 分钟。

冬季晨练不可取

心脑血管疾病的发病高峰一般在一天中交感神经活动最强的一段时间，集中在清晨 6 时至中午 12 时。因为清晨醒后血浆中的儿茶酚胺、血管紧张素等迅速升高，从而导致血压迅速升高、心率加快、血管收缩等，进而引起心脑血管疾病的猝发。低气温也是诱发心脑血管疾病的主要原因之一。冬季的清晨天气异常寒冷，会刺激交感神经兴奋，使血管收缩加强，造成血压波动，从而诱发心脑血管疾病。

因此，对于患有心脑血管疾病的老人来说，冬季清晨锻炼是相当危险的。为了身体健康，最好把时间调整到一天之中温度较高的下午。

紧身衣服不利于血液循环

　　现在有很多衣物侧重于塑形和时尚，比如男人的"领带"和女性的"胸衣"。但这些紧身衣物对身体健康是不利的，比如领带，会压迫脖子上的颈动脉和淋巴循环，诱发青光眼和脑卒中；胸衣，会阻碍腋下的淋巴循环，容易引发乳腺病。而淋巴循环对血液循环、免疫系统有很重要的作用。

　　血管和淋巴主要分布在皮肤表层，其中，淋巴结主要分布在脖子、腋下、胯部，这些部位若每天被衣服勒紧，一刻也得不到放松，就会得不到呼吸，长此以往，就会影响免疫系统；同时，还会刺激交感神经，引起过度的紧张。这些在不知不觉中都会引发各种血管疾病。血管收紧后突然释放，血管里面就会产生活性酸素。活性酸素是破坏血管内壁、引起炎症的罪魁祸首。因此，生活中应尽量少穿紧身衣服，以舒适为宜。

不要忍着不吃药

　　很多冠心病患者，平时犯心绞痛的时候，总是先忍着，尽量不吃药，以为如果经常吃药，以后可能就没有效果了。其实不然，一方面，心绞痛急救的常用药是硝酸甘油，这类药物只有长期吃且每天吃的频率又很高的时候才可能产生耐药性。另一方面，心绞痛发作时，冠状动脉痉挛、心肌缺血，及早地给药治疗，可以尽快缓解冠状动脉痉挛，改善心肌供血，减轻心肌缺血的损伤程度，有助于降低发生急性心肌梗死的可能性。

　　高脂血症是一种血脂代谢紊乱疾病，通过服用降脂药物，血脂可以长期控制在正常范围内，但并不等于高脂血症就"治愈"了，一旦停药，血脂会很快再次升高。因此，一定要遵医嘱按时吃药，不可自行减量或停用。

支架和搭桥的适用情况

冠心病的治疗方法主要分3种：药物治疗、经皮冠状动脉介入治疗（包括冠状动脉支架植入术）和冠状动脉旁路移植术（俗称冠状动脉搭桥术）。症状较轻时，可以用药物治疗。当冠状动脉狭窄程度超过75%，心脏供血受到影响，仅仅依靠药物不能彻底消除症状时，就需要考虑选择支架植入或者搭桥手术。

支架：冠状动脉狭窄时使用

心脏支架手术是近几十年来开展的改善冠心病引起的心肌供血不足、心脏动脉堵塞的新技术。简单地说，心脏支架手术治疗的过程是穿刺血管，使导管在血管中前行，到达冠状动脉开口处，用特殊的传送系统将支架输送到需要安放的部位，撤出导管，结束手术。用一种比较形象的说法描述：把你的血管想象成一根胶皮管子，使用一段时间后管壁积累了一些污垢，中间的通道越来越小，就会影响中间液体的流动速度，流动速度一慢下来就更容易积累污垢。这个时候可以在管子中放一个支架把血管撑开，使中间的空间变大，恢复原来的血流速度，这就是支架手术了。

什么情况下可以做支架手术

在冠状动脉造影检查后，确定狭窄部位堵塞度，一般认为堵塞超过75%且年龄在30~65岁的患者，可以做支架手术，年龄太大的患者要进行综合评价后再定是否能做支架手术。

哪些情况适宜支架治疗

1. 心绞痛经积极药物治疗，病情未能稳定。

2. 虽心绞痛症状轻微，但心肌缺血的客观证据明确，狭窄病变显著。

3. 介入治疗或心脏搭桥术后心绞痛，冠状动脉管腔再狭窄。

4. 急性心肌梗死发病12小时以内，若超过12小时，则1~2周后进行介入治疗。

支架手术做完并不代表就不会再堵了

支架放进去，撑起来了，并不代表这个血管或者这个部位不会再次发生狭窄或者堵塞，也不等于冠心病就治好了。因为冠心病患者一般有多处狭窄（血管重建不完全），我们不能随心所欲地植入支架，只有达到植入支架的指征才能放支架，那其他部位未达到指征的狭窄处就要用药物治疗。为防止撑起来的血管再次发生病变，同样需要服用药物控制引发冠心病的危险因素。因此，患者术后需要按照医嘱剂量，服用较多种类和数量的药物，且需形成规律用药，以防支架植入后又出现血管狭窄，使患者继续出现心绞痛症状。

定期检查一定要记牢

定期检查包括检查血压、血糖、血脂、血液黏稠度等。如果这四项指标不能保持在较好水平，患者在半年左右就会面临复发的危险。原有高血压、糖尿病和脑血管病的患者，更要重视原发病的治疗和定期检查。即使没有原发病，也要每2~3个月复查1次，如果指标高于正常范围，就要积极采取治疗措施。

出院后的1个月、3个月、6个月、9个月、1年是随诊的关键时间点。此外，超过40岁的患者，应坚持每年检测血脂、血压、肝肾功能、肺部X线、心电图等。

搭桥：冠状动脉严重堵塞时使用

冠心病的冠状动脉狭窄多呈节段性分布，且主要位于冠状动脉的近中段，远段血管大多正常。但是，对于少数冠状动脉病变、钙化严重，分布范围广，血管极度迂曲，病变部位特殊或开口位置异常而使介入器具难以达到者，搭桥会有更高的安全性和手术成功率。另外，随着心脏外科技术的进步，"不停跳"心脏搭桥和"小切口"搭桥，越来越受到患者的欢迎。

适合搭桥的 5 种情况

1. 部分左冠状动脉主干病变，即介入治疗风险高者。

2. 心肌梗死后病发较大室壁瘤，需通过手术将室壁瘤切除者。

3. 冠状动脉三支病变尤其合并糖尿病者。

4. 冠状动脉多支多处病变，需要多支架治疗、费用昂贵者。

5. 合并瓣膜病同时需换瓣术者。

搭桥是用自身的血管建一座"心桥"

搭桥手术就是利用患者本身的大隐静脉或者乳内动脉在主动脉与冠状动脉之间建立一条通道，使血液绕过狭窄的冠状动脉段而到达远端缺血的心肌组织部位，犹如一座桥梁使公路跨过山壑江河畅通无阻。不过所用的材料不是钢筋水泥，而是自身的血管，这些血管可以是大隐静脉、乳内动脉、胃网膜右动脉、桡动脉、腹壁下动脉等，一般比较常用的是大隐静脉、乳内动脉和桡动脉。

支架和搭桥的优缺点

	优点	缺点
支架手术	创伤小、相对简便，避免或减少全麻、开胸、体外循环、中枢神经系统的并发症，缩短恢复时间，费用相对低	会出现再狭窄，血管重建不完全
搭桥手术	可减少血栓形成，是彻底的血管重建	需要开胸，创伤较大，恢复时间较长，可出现中枢神经系统等并发症，费用相对高

注： 对于介入治疗或搭桥都适合的患者，可根据自己的经济状况以及个人意愿、医生建议选择治疗方式，但一些必须做搭桥的患者，切勿为了免除一刀之苦而盲目做出错误的选择。也切勿为了追求先进治疗方法，而去选择支架或搭桥，别忘了手术后的药物坚持治疗也是一笔不小的开支。

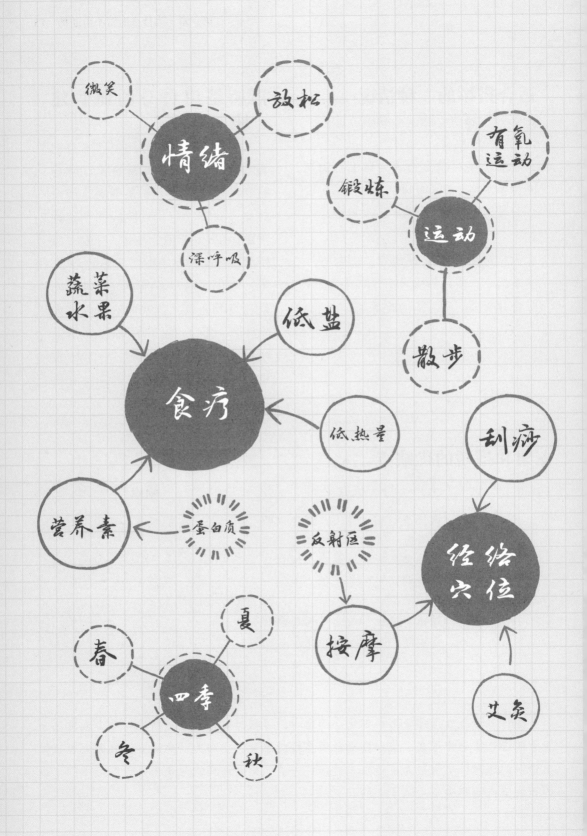

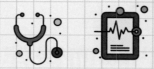

第二章
日常保健和突发急救

心脑血管疾病若发现得早，应该积极治疗，进行药物调理，力求控制得当，不加重病情。但某些心脑血管疾病一旦发病，则会很突然，对于这种突发的紧急情况，争分夺秒的救护至关重要，所以了解并学习一些有关这方面的急救措施是十分必要的。

日常保健

10 类易患心脑血管疾病的人群

"三高"患者："三高"指高血压、高血脂和高血糖，它们可谓是血管的劲敌。高血压是心脑血管疾病主要的危险因素，动脉血压的持续升高会导致全身动脉粥样硬化，进而影响身体各个组织血液的供应。在高血压的各种并发症中，以心、脑、肾的损害最为显著，高血压最严重的并发症是脑卒中。血液中的血脂偏高，易导致血栓和动脉粥样硬化的形成，增加心脑血管疾病发生的可能性。高血糖会损害血管内皮，加速动脉粥样硬化的形成，最终引发心脑血管疾病。由此可见，高血压、高血脂和糖尿病患者除了要积极治疗本身的疾病之外，还要积极预防可能导致的心脑血管疾病。

家族中有心脑血管疾病患者：心脑血管疾病与遗传有一定的关系，家族中有心脑血管疾病的人群患病的可能性更高。心脑血管疾病的主要致病因素是动脉粥样硬化，而动脉粥样硬化是通过基因缺陷遗传的，具有此类遗传缺陷的人，其身体细胞膜上的低密度脂蛋白数目较多，致使体内的胆固醇无法被细胞吸收和利用，滞留在血液中，形成动脉粥样硬化。

商务应酬多的人：商务应酬比较多的人群，由于工作原因，很多时候会存在空腹饮酒、饮酒过量或多种酒混合、喝酒的同时抽烟等情况，这些都加重了高血压、高血脂及急性心脑血管疾病的发病危险，对其健康造成严重的损害，故这类人群患心脑血管疾病的风险也较大。

中老年人：随着年龄的增长，身体内的各个器官和组织的功能都会出现退化，血管功能的退化就是其中之一，心脑血管疾病也随之出现。自40岁开始，每增长 10 岁，心脑血管疾病的发病率约增加 1 倍。所以，中老年人是心脑血管疾病的高发人群。

办公室白领： 办公室白领工作时坐的时间较长，身体活动有限，运动时间少之又少，造成体内血液循环变缓。长此以往对血压、血脂以及血糖的控制不利，容易诱发心脑血管疾病。白领的日常工作主要通过电脑进行，有紧张的脑力劳动和复杂的手工操作，久而久之，会出现精神高度紧张和神经失调的症状，加上工作和生活压力，易患心脑血管疾病。

精神抑郁、焦虑者： 研究表明，心理因素与心脑血管疾病的发生是密切相关的，其中精神抑郁、情绪焦虑者更容易患心脑血管疾病。倘若长期处于焦虑、抑郁、恐惧等情绪中，会导致血液中的血脂和血压升高，促使动脉粥样硬化或恶化，进而诱发心脑血管疾病。

饮食习惯不良者： 在日常生活中，不合理的饮食习惯包括喜食肥肉、动物内脏，口味偏咸等，这些会对心脑血管造成一定程度的损害。与此相对应的是，全素食者也容易患心脑血管疾病。尽管全素食者摄入的脂肪总量比较低，但血栓素和血小板凝集素等生化物质比较高，这样会加速血栓和动脉粥样硬化的形成，增加心脑血管疾病的发病率。

肥胖者： 肥胖既是一种独立的疾病，又与高血压、动脉粥样硬化、2型糖尿病及血脂异常有密切的关系。所以，肥胖者患心脑血管疾病的风险会增加。

吸烟人群： 吸烟会损害血管内皮功能，增加血栓生成，使脑血管腔变窄，增加动脉粥样硬化、冠心病、脑血管病和外周血管粥样硬化等心脑血管疾病的发病率。研究表明，吸烟人群患心脑血管疾病的可能性较非吸烟人群要高。

性格急躁、脾气火爆的人： 脾气比较火爆、遇事容易急躁、不善克制的人，经常处于紧张情绪中，血脂容易紊乱，血液更容易凝固，更容易患心脑血管疾病，特别是患冠心病的概率更高。

对待心脑血管疾病要慎重

心脑血管疾病的潜伏期较长，在发病初期不易被察觉，且具有发病率高、致残率高、死亡率高、复发率高、并发症多、后遗症多，即"四高两多"的特点，因此一定要慎重。

发病率高

出现头沉、头痛、胸闷通常是心血管疾病达到一定严重程度的预警信号，经过检查往往会发现已患有高血压、高血脂、冠心病等疾病。

随着生活水平的提高，生活环境的恶化，以及中国人口老龄化趋势的发展，心脑血管疾病发病率日趋走高，已严重威胁人们的健康。

致残率高

当动脉粥样硬化到一定程度，血管壁上的沉积物混合了血液，会造成不同程度的血液凝块，进入血液循环，从而造成血管堵塞而形成血栓。如果血栓破裂，极可能造成心肌梗死。

我国每年死于心脑血管疾病的人数呈上升趋势，而幸存下来的患者中约75%出现不同程度的劳动能力丧失，约40%重残。

死亡率高

在不同的脑血管疾病中，以脑出血的死亡率为高。冠心病主要因心脏血管硬化、无法供应心肌足够的血液和氧气而致病，其危害是足以致命的。冠心病的起病隐匿，有时毫无症状，却发病迅速，有时几分钟内就足以突发而致猝死，其死亡率极高。

复发率高

我国脑卒中患者出院后第一年的复发率是30%，第五年的复发率高达59%，服用可靠药物长期防治脑卒中的患者与停药的患者相比，复发率要降低80%以上，死亡率降低90%以上。长期用药超过三年以上的患者80%以上无复发危险，极少数轻复发。

并发症多

心血管疾病发展到后期，由于心脏长期供血不足，很可能累及全身器官。如肺部瘀血造成肺部感染、肝脏瘀血、缺氧造成肝硬化，高血压造成肾衰等。而这些器官的疾病又会反过来加重心血管疾病的病情。

后遗症多

目前，在幸存的脑血管疾病患者中有很大一部分人会出现程度不等的行走障碍，比如有些因肢体偏瘫而需要长期卧床，多数患者尚能自理，但需要依赖拐杖行走或有轻微跛脚。患者还会出现一些后遗症，如口齿不清、智力减退、肌肉萎缩、关节僵硬等，甚至出现肢体感觉丧失、痴呆等异常。

心脑血管疾病重在预防

在导致心脑血管疾病的危险因素中，除了年龄、性别、家族史这些因素不可改变外，其他因素如饮食、肥胖及缺乏运动等都是可以改变的。因此，我们可以采取适当的措施对心脑血管疾病进行早期预防，以降低患病概率。"防大于治"，无论是从健康角度、家庭角度，还是从经济角度来讲，都是上上之策。

定期进行检查

定期做身体检查，对血压、血脂和血糖浓度进行监测，能在早期对身体情况有所了解，并及早治疗和控制病情。中老年人更应如此，除常规体检外，还要重点检查心脑血管疾病。

合理膳食

饮食宜清淡，少食用高脂肪、高热量、高胆固醇和高糖分的食物，这样才能有助于血管的畅通，起到预防疾病的作用。还应适当增加膳食纤维的摄入，多吃鱼、鱼油和豆制品。

科学安排起居

早期预防心脑血管疾病，要尽量做到生活作息有规律，保证充足的睡眠和适当的运动量。一般每天运动 1 小时，以身体微出汗、不感到疲劳、运动后自感身体轻松为宜，应根据身体状况选择适合自己的运动项目，使锻炼科学有效。如在寒冷的冬天，血管对气温的变化较为敏感，不科学的剧烈运动极易导致心脑血管疾病的发作。此外，还应戒烟限酒、避免过度劳累。

保持良好的心情

人若长时间处于紧张、焦虑、发怒等不良状态中，既对身体不利，也会诱发疾病或增加患病的危险。生活中难免会出现一些不如意的事和突发性事件，要尽量避免情绪过于激动、反应过于强烈的情况。在平时要适当采取一些解压或调节情绪的措施，以保持平稳的心情。

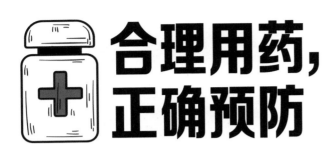

合理用药，正确预防

许多患有心脑血管疾病的人，常根据自己的病况和别人的推荐，向医生索取处方药物，这对控制病情非常不利。应尽量遵医嘱服药，而不是自行盲目用药。

处方药物

必须结合患者的具体病情，由医生慎重选择，切勿自行选择药物。例如，很多人不仅三酰甘油高，同时胆固醇也很高，医学上称为混合型高脂血症，医生有时会开降三酰甘油的药物，有时又会开降胆固醇的药物，经常见到患者自己把两种药同时吃，殊不知这样会增加发生肌溶解症的机会，还可能损害肝功能。

有些药物不仅能把有害的低密度脂蛋白含量降下来，同时还能提高对血管有益的高密度脂蛋白含量。

他汀类药物不仅能够降低有害的低密度脂蛋白含量，还有稳定粥样斑块、抗炎和改善血管内皮功能等额外的功效。因此，他汀类药物已经被视为控制心脑血管疾病的常规用药。

高血压用药

目前，治疗高血压的有效药物，仍然是利尿药、β 受体阻滞剂和血管紧张素转化酶抑制剂（ACEI）、钙拮抗药等。这些药物经过长期的临床实验证明对大多数患者是有效的，可以减少心脏病发作、降低心力衰竭和脑卒中发生率。研究表明，应用多年的老药物，治疗效果并不逊色于那些新出的药，而且这些传统老药价格也比较便宜，安全性较高。

高血脂用药

　　常用的降脂药有很多，大致可以归纳为他汀类、贝特类、烟酸类、胆固醇合成酶抑制剂几类。降血脂的药物治疗，需要时间的累积，不能迅速见效。药物的类型和服用剂量都会影响疗效，有的药物在 1~2 周后起效，有的则需要 1~2 个月，血脂水平才会有所降低。血脂降低到目标值后，不能停药，需继续服用降脂药物以控制血脂始终维持在合适范围内。特别是已经发生冠心病或糖尿病的患者，不能自行停止或减少药物剂量，否则会增加发生心肌梗死或脑卒中的风险。

　　由于不同个体对同一降脂药物的反应有相当大的差别，所以患者在服药期间应定期随诊复查血脂。长期连续用药时，应每 3~6 个月复查血脂，同时复查肝功能。

抗心绞痛用药

　　硝酸甘油和速效救心丸是用于预防和治疗冠心病、心绞痛的常用药。服用这两种药时一般坐着舌下含服，以免血压下降出现头晕、跌倒等危险情况。服药缓解后，要及时就医，请专科医生评估病情的危险程度，是否有必要进行其他治疗。

抗血小板药

　　目前，抗血小板治疗已成为预防和治疗动脉系统血栓的重要措施，常用的药物就是阿司匹林，可以抑制血小板聚集，预防血栓。阿司匹林根据规格不同，一般 25 毫克的 4 片 / 天，50 毫克的 2 片 / 天，100 毫克的 1 片 / 天，这样才能起到同样的治疗效果。

　　需要注意的是，阿司匹林主要在体内抗凝，可能增加出血的风险，所以有出血性风险疾病的患者不能服用阿司匹林，比如患有血小板减少、消化道出血等。

　　总之，心脑血管疾病患者切莫自行调药，以免发生意外或不良反应，甚至造成不可挽回的严重后果。

了解检查项目，及时预防

在临床上，对于心脑血管疾病的患者来说有一般的检查和特殊的检查之分。一般的检查主要是常规的血液学方面的检查，包括血常规、肝功能、肾功能、血糖、血脂、同型半胱氨酸等检查。

心血管疾病的患者还应该进行心电图、心脏彩超等特殊相关的检查。脑血管疾病的患者应当做颈动脉或椎动脉的彩超、颅脑的 CT 和核磁等特殊相关的检查。如果患者的病情较重或病情复杂难以确诊，还应当进行血管的造影检查。

 ## "三高"相关检查

血压检查

正常的血压是血液循环流动的前提，血压在多种因素调节下保持正常，从而提供给各组织器官足够的血量，以维持正常的新陈代谢。血压过低或过高（低血压、高血压）都会造成严重后果。

血压测定是临床上诊断心脑血管疾病常用的检查方法，包括家庭自测血压、诊所血压及动态血压监测。24 小时动态血压监测有助于早期高血压疾病的诊断，协助鉴别原发性、继发性及难治性高血压，指导患者合理用药，更好地预防心脑血管并发症发生。

正常成人安静状态下的血压范围较稳定，收缩压正常范围 90~139 毫米汞柱，舒张压正常范围 60~89 毫米汞柱，脉压正常范围 30~40 毫米汞柱。

主要用途

可以判断心脏功能与外周血管阻力。

两种血压类型

高血压：在未使用抗高血压药的前提下，18 岁以上成人收缩压 ≥ 140 毫米汞柱和（或）舒张压 ≥ 90 毫米汞柱。

低血压：血压低于 90/60 毫米汞柱。

血糖检查

糖尿病会加快动脉粥样硬化的发展过程，增加心血管疾病的发生概率。所以血糖检查也成为心血管疾病的一项重要检查项目。筛查糖尿病，要选空腹血糖。

空腹血糖是指在隔夜空腹（至少 8~10 小时未进任何食物，饮水除外）后、早餐前采血所检定的血糖值，为糖尿病常用的检测指标，反映胰岛 β 细胞功能，一般代表基础胰岛素的分泌功能。正常时空腹血糖 <6.1 毫摩尔 / 升，当空腹血糖在 6.1~7 毫摩尔 / 升时，属于糖耐量异常，当空腹血糖 ≥ 6.1 毫摩尔 / 升时，应引起高度重视。一次空腹血糖 >7 毫摩尔 / 升，也不能诊断为糖尿病，需要复查及进一步做餐后 2 小时血糖、糖耐量及糖化血红蛋白等检查，才能予以确诊。

资料显示，仅查空腹血糖，糖尿病的漏诊率较高，餐后 2 小时血糖测定是诊断和发现糖尿病的另一种重要方法。不少 2 型糖尿病患者空腹血糖不高，餐后血糖却很高，如果只查空腹血糖，往往会耽误病情。

血脂检查

血脂检查主要是对血液中所含脂类进行的一种定量测定的方法，主要是测定血清中的总胆固醇、甘油三酯、低密度脂蛋白胆固醇和高密度脂蛋白胆固醇的含量等。通过检查血浆中的血脂，可以知晓是否患有动脉粥样硬化、高血脂、冠心病等疾病。

怎样得到准确的血脂化验结果

血脂检测要求患者在空腹状态下进行，以避免进食对血脂浓度造成影响。一般认为，总胆固醇、低密度脂蛋白胆固醇和高密度脂蛋白胆固醇检测受饮食影响较小，随诊时可以在非空腹状态下进行检测。而进食对甘油三酯检测的影响较大，所以要求在禁食 12~14 小时后进行检测。

心血管检查

血管超声检查

血管超声检查，主要是通过多普勒超声探头，可以明确血管中血流的方向、速度，血管内有无血栓、斑块、狭窄、闭塞样改变，有无血管畸形、动脉瘤、夹层、动静脉瘘等。血管超声检查以其无创、显像效果好、操作简单、价钱相对低廉等优势，成为血管检查常用的方法。

用途：冠心病的诊断

血管超声能检出冠状动脉早期病变，判断病变性质，在辅助诊断冠状动脉粥样硬化方面有很大价值。

1. 可明确冠状动脉造影不能确定的狭窄。
2. 协助诊断心脏移植术后的冠状动脉病变。
3. 观测冠状动脉粥样硬化的进展和消退。
4. 评价血管壁的张力和顺应性。

冠状动脉造影检查

简称冠脉造影，是冠心病诊断的"金标准"。冠状动脉的造影需通过介入技术，从患者的股动脉或桡动脉到冠状动脉建立一个通路，向冠状动脉内注射造影剂，使心脏冠状动脉的主要分支显影，以判断冠状动脉有无狭窄，狭窄的部位、程度、范围等。

虽然心电图能间接反映心脏缺血时候的病变，但仍存在一定的误差或漏诊。所以对于有冠心病的患者，应该做一下这个造影检查，以了解病变程度。不过，这项检查费用相对高一些。

注意事项

冠状动脉造影一般是在做完前几项检查后，基本判断是冠心病后，用于再次确诊的。检查前需要确认血小板含量和凝血功能，以及是否对碘过敏，因为做造影需要用到碘制剂帮助显影。

冠状动脉 CTA 检查

冠状动脉 CTA 即冠状动脉 CT 血管造影，是指通过静脉注射适量造影剂后，利用螺旋 CT 对冠状动脉进行扫描，从而了解冠状动脉病变部位和狭窄程度。CTA 是一种"无创、快速、准确"的冠心病检查手段，是许多需要了解冠状动脉情况患者的选择。

优点
1. 无创，无侵入性操作，无需住院。
2. 安全性高，副作用相比冠状动脉造影更少，易被患者接受。
3. 比介入冠状动脉造影费用要低廉。

缺点
1. 冠状动脉 CTA 需要成像才能观察，检查结果与成像质量的高低密切相关，其成像很容易受到患者心功能、心率、心律和呼吸等因素的干扰，心率过快、心律失常患者不能进行此项检查。
2. 对于严重钙化病变，由于 CTA 处理后会出现伪影，无法真实了解管腔的狭窄程度，冠状动脉 CTA 作为判定标准会出现偏差，所以一般认为钙化斑块较大时不能将冠状动脉 CTA 作为评价冠状动脉狭窄的标准。
3. 对于严重冠状动脉狭窄需要介入治疗的患者，检查的同时不能同期进行治疗。
4. 相比介入造影，其血管情况评估效果较差。
5. 因为 CTA 是静态图像，不能评价血流情况及其流动方向。
6. 造影剂比冠状动脉造影用得多。

血同型半胱氨酸（HCY）

血同型半胱氨酸又称同型半胱氨酸，简称血同，是一种含硫氨基酸，是蛋氨酸和半胱氨酸代谢过程中产生的重要中间产物，是心脑血管疾病的一个独立危险因素。在日常生活中由于原发性原因和继发性原因影响血同型半胱氨酸代谢导致血同型半胱氨酸浓度堆积升高，即高血同型半胱氨酸，简称高血同，会大幅增加冠心病、外周血管疾病及脑血管疾病的发病风险。因此，血同型半胱氨酸数值是一项重要的人体健康指标。

血同型半胱氨酸临床诊断标准为： 通常大于 10 即为轻度危险标准，小于 6 为较佳健康数值。

心电图

心电图是检查心脏电活动的，比如心律不齐、早搏，以及急性心肌梗死都可以靠心电图诊断，这些病都伴随着心脏电活动的改变。但是心电图的诊断依赖于发病与否，比如心慌这个症状，在发作期可能心电有改变，而缓解期心电完全可以恢复正常。常见的心电图有以下三种。

一、常规心电图

常规心电图即静息心电图，是常用的无创检查方法。这种检查方式在患者症状发生时检出率比较高，如果错过发作期进行检查，可能显示为正常心电图。

主要用途

1. 判定早搏、房颤、室上速等各种心律失常。
2. 了解是否有心肌缺血及缺血血管的初步定位。

缺点

在疾病不发作时可能无法捕捉到异常的心电图，出现漏诊。如有些冠心病患者，在无胸痛发作时，心电图可表现为完全正常。

二、动态心电图（又称 Holter）

与普通心电图相比，动态心电图于 24 小时内可连续记录多达 10 万次左右的心电信号，可以说是普通心电图的"强化升级版"，提高了心律失常的检出率。

Holter 在患者的胸前贴上数个电极片，然后接在一个像随身听大小的机器上，配挂在腰际。里面有录音带和电池，外壳有一个按钮，不舒服时就按一下，算是做一个记号。它一般可连续记录患者 24~48 小时内的全部心电图。配挂 Holter 做心电图检查，可以适当地活动，比如走路、爬楼梯等。

主要用途

动态心电图主要用于提高心律失常的检出率；提高一过性心肌缺血的检出率；用于心血管检查对起搏器功能的评价；用于对抗心律失常药物效果评价。

三、运动平板心电图

让受测者在平板上运动以增加心脏负荷。在此过程中测试者若胸痛发作，且监护的心电图出现明显改变并达到相应的诊断标准，就可为疾病诊断提供依据。

用途

临床高度怀疑冠心病，但在安静状态下心电图正常的患者。

需要注意

负荷试验是通过各种方法诱发心肌缺血，这对病情较重的患者很危险，因此，为了安全起见，属于以下情况的患者不适合做负荷试验：患有不稳定心绞痛者；心肌梗死急性期；严重心律失常者；心功能不全者；患有严重高血压，即血压高于 200/110 毫米汞柱者。

心肌酶

心肌酶学检查是急性心肌梗死诊断的重要手段之一。急性心肌梗死发作时，心肌由于缺血发生局部坏死，细胞死亡后其中的一些酶会溢出，导致血清酶浓度升高以及酶的序列发生变化。通过检测这些酶，可以判断是否发生了心肌梗死以及心肌梗死发生的时间等。

心脏彩超

有些心脏病会引起心脏电活动的改变，但是有些心脏的疾病却不影响心电，而只影响心脏本身的结构。比如心脏扩大了，心脏收缩无力了，心脏的闸门关得不严密了，这些疾病的诊断及发现都更多地依赖于心脏超声的检查，这种病变一般不随症状的缓解而缓解，所以可以随时检查。

心脏彩超，就相当于彩超医师的"透视眼"，不需要开胸，就可以看到心脏的大小、内部结构、运动情况等。除了探头压迫可能会有疼痛或不适感外，对患者没有任何创伤。

主要用途

1. 用于对各种先心病、心脏瓣膜病的诊断；

2. 用于各种心肌病、心包疾病的诊断；

3. 对心功能进行评估。

脑血管检查

颈动脉彩超

　　颈动脉彩超是一项用于检查动脉血管是否正常的辅助检查，是诊断、评估颈动脉壁病变的有效手段之一。

　　颈动脉彩超不仅能清晰显示血管内中膜是否增厚，有无斑块形成，斑块形成的部位、大小，是否有血管狭窄及狭窄程度、有无闭塞等详细情况，并能进行准确的测量及定位，还能对检测动脉的血流动力学结果进行分析。特别是可检测早期颈动脉粥样硬化病变的存在，使患者得到及时的预防和治疗。

经颅多普勒超声

　　经颅多普勒超声是利用人类颅骨自然薄弱的部位作为检测声窗（如颞骨鳞部、枕骨大孔、眼眶），通过视觉的波形和听觉的超声信号反馈波来判断是否有异常，虽然能较敏感地反映脑血管的功能状态，但它不能保证超声的入射角度，需要准确的超声诊断，医生详细了解大脑解剖标志及血管路径，其主要缺陷是操作者不能看到颅内血管的走行及血管与超声束之间的角度，降低了血流速度重复测量的准确性。

头颅 CTA

　　头颅 CTA，又称头颅 CT 血管成像，是专门针对颅内动脉的 CT 血管成像检查，具体做法是在患者胳膊的静脉上注射造影剂，造影剂流到脑部血管，达到顶点时，采集图像，经过医生的处理，就会获得脑部血管的二维、三维图像。主要用于检查明确是否存在脑动脉狭窄等脑血管病变。此项检查准确性还是比较高的，准确性次于数字减影脑血管造影（DSA）的血管成像检查。

头颅 MRA

头颅 MRA 是指磁共振脑动脉成像，是利用磁共振平面血液形成流空效应，使脑动脉显像的一种磁共振技术。一般通过抑制背景结构信号，将血管结构分离出来，可以显示成像所有大血管及主要分支。临床上常应用头部 MRA 来确定颅内血管狭窄或闭塞，用于颅内动脉瘤以及脑血管畸形的诊断。

优点： 不需要插管，也不需要应用造影剂，方便、省时、无创、无放射性的损伤。

缺点： 信号变化相对复杂，容易产生伪影，对于末梢血管的评估准确性不如 CTA 或者 DSA。

数字减影脑血管造影 (DSA)

脑血管造影术是检查脑血管病的有效方法之一。它是通过将含碘对比剂注入到颈内动脉或椎动脉，使脑血管显影，来了解脑血管本身的形态和病变，以及病变的性质和范围，比如脑血管有无狭窄、闭塞、畸形、动脉瘤、动静脉瘘等疾病。它也可以用于治疗，比如狭窄的置入支架、动脉瘤的栓塞、动静脉瘘口的堵塞等。

脑血管造影分为常规脑血管造影和数字减影脑血管造影（DSA）。数字减影脑血管造影具有简便快捷、血管影像清晰、可选择性拍片、并发症少等优点，因而常规脑血管造影已被数字减影脑血管造影所取代。

MRI 和 MRA 的区别

MRI 是脑组织的磁共振成像，是普通的脑部扫描，可以显示脑组织基本结构以及脑组织缺血和出血引起的改变；MRA 是脑血管磁共振成像，是用磁共振扫描脑部血管，可以判断脑血管是否存在血栓、出血、狭窄，并能确定血管狭窄与闭塞的准确部位。所以 MRI 和 MRA 是两种不同的检查。脑血管疾病如脑梗死、脑出血患者最好两项检查同时做，联合检查可同时显示脑实质和脑血管的情况。

突发病症的急救方法

心脑血管疾病发病会比较突然，如果没有有效的抢救措施，就容易造成不可挽回的后果。学几招急救办法，常备一些急救药物，对每个家庭来说都非常必要，尤其是有高血压、高脂血症、高血糖及心脑血管疾病患者的家庭。

突发心绞痛

心绞痛常发生在劳累、饱餐、受寒和情绪激动时，突然出现胸骨后范围不太清楚的闷痛、压榨痛或紧缩感，疼痛向右肩、中指、无名指和小指放射。患者自觉心慌、窒息，有时伴有濒死的感觉。每次发作历时1~5分钟。不典型的心绞痛表现多种多样，有时仅有上腹痛、牙痛或颈痛。

心绞痛突发
要主动咳嗽

如果出现呼吸困难，可坐起或将后背垫高，斜靠在床上，备有氧气设备的可以吸氧。对急性心律失常者，应引导患者咳嗽，咳嗽的能量有可能使患者转危为安。

咳嗽能够使胸腔内压力骤然升高，促进血液循环，同时咳嗽产生的胸腹腔压力，对心脏起到了挤压作用，就好像给患者在体外实施了心脏按压。

心绞痛的
家庭急救措施

心绞痛突发后让患者立即停止一切活动，坐下或卧床休息。含服硝酸甘油片，2~3分钟起效，且持续作用10~30分钟；或含服异山梨酯（消心痛）一两片，2~5分钟奏效，持续作用1~2小时；也可将亚硝酸异戊酯放在手帕内压碎嗅之，10~15秒即可奏效。如果舌下含硝酸甘油用量增加或效果不好，应及早治疗，以免延误病情。

紧急情况
也可掐按内关穴

心绞痛发作若当时无急救药，也可指掐内关穴或压迫手臂酸痛部位，也可起到急救作用。

快速取穴： 微屈腕握拳，从腕横纹向上量3横指，两条索状筋之间。

按摩手法： 用拇指指尖掐按2~3分钟，有酸胀、微痛的感觉为宜。

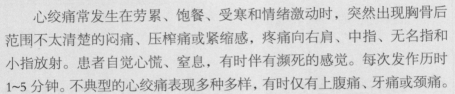

内关穴

突发脑梗死

脑梗死是有先兆表现的，这些表现主要集中在意识、心脏、肢体、言语、头部、视力。具体来说，意识上会出现反应迟钝、呆滞，心脏的反应则是心慌、胸闷，四肢出现肢端疼痛、发凉、麻木、乏力、酸胀，以及言语含糊、流口水、舌头发硬发麻、头痛、头晕、恶心呕吐、视物不清、眼前发黑。

 脑梗死急救有效时间仅 3 小时

1. 发现患者突然发病后应保持镇静，切勿为了弄醒患者而大喊或猛烈摇动，这样只会使病情迅速恶化。正确方法是让患者平卧，尽快拨打 120。

2. 在尚未明确诊断是出血性脑卒中或缺血性脑卒中时，不要急于用药，因为两者用药是完全不同的。

3. 掌握正确搬运患者的方法。首先，不要急于把患者从地上扶起，最好两三人同时把患者平托到床上，避免震动；其次，松开患者衣领，呕吐患者应将头部偏向一侧；最后，如果有抽搐发作，可用筷子或小木条裹上纱布垫在上下牙间，以防咬破舌头。患者出现气急、咽喉部痰鸣等症状时，可用塑料管或橡皮管插入到患者咽喉部，从另一端用口吸出痰液。

4. 在送医前尽量减少移动患者。转送患者时要用担架卧式搬抬。如果从楼上抬下患者，要头部朝上、脚朝下，这样可以减少脑部充血。在送医院途中，家属可双手轻轻托住患者头部，避免头部颠簸。

5. 对昏迷较深、呼吸不规则的危重患者，尽快拨打 120 请救护人员进行抢救，待病情稳定后再送往医院。严密观察患者的呼吸、脉搏、体温和血压情况，若家中备有血压计可给患者测血压，发现血压升高可口服日常降压药。

6. 缺血性脑卒中的患者大多数神志清醒，应防止患者过度悲伤和焦虑不安。此时应让患者静卧，并安慰患者，同时做些肢体按摩，以促进血液循环，防止血压进一步下降而使缺血加重。

总之，急救应掌握就近就医、争分夺秒、减少颠簸、严密观察、及时诊治的原则，避免发生意外。

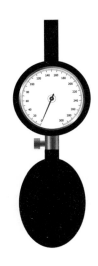

突发高血压

　　高血压是一种常见的疾病，属于慢性疾病中的一种，当高血压患者突然出现血压升高的情况时，可增加心肌梗死、心脏性猝死、脑出血或脑梗死，以及肾衰竭等恶性事件发生的危险。假如突然出现高血压急症且在家中发生，这时候该如何急救呢？

　　假如家庭成员中有中老年高血压患者，一般应配备听诊器、血压表、常用降压药和硝酸甘油制剂等心血管病急救用品，有条件的还可添置氧气袋以备急救之需。一旦发病，应及时采取正确的急救措施，这可为抢救患者的生命赢得宝贵的时间。

高血压危象

　　因血压骤然升高而出现剧烈头痛，伴有恶心、呕吐、胸闷、视力障碍、意识模糊等神经症状。

　　急救措施： 此刻患者应卧床休息，并立即采取降压措施，选用复方降压片等，还可加服利尿剂，尽量将血压降到正常水平。对意识模糊的患者要给予吸氧，症状仍未缓解时，需及时护送患者到附近医院急诊治疗，同时进一步查清高血压危象的原因和诱因，防止复发。

急性心肌梗死

　　该症起病急，常发生剧烈的心绞痛、面色苍白、出冷汗、烦躁不安、乏力甚至昏厥，症状和后果比心绞痛严重得多，患者有一种不曾经历的濒死样恐怖。假如患者突然心悸气短，呈端坐呼吸状态，口唇发绀，伴咳粉红色泡沫样痰等症状，应考虑并发急性左心衰竭。

　　急救措施： 此时家人必须让患者绝对卧床休息，就是饮食和大小便都不要起床，避免加重心脏的负担，可先服安定、止痛、强心、止喘药等，同时呼叫救护车急救，切忌乘公共汽车或扶患者步行去医院，以防心肌梗死的范围扩大，甚至发生心搏骤停，危及生命。急性心肌梗死常常会发生心搏骤停的险情，家人应掌握家庭常用的心跳复苏救治方法来赢得时间，以等待医生赶来救治。

心绞痛

　　高血压患者假如有明显的冠状动脉粥样硬化，可能发生心绞痛。发病多因情绪波动、劳累或过度饱餐，症状为胸前区阵发性疼痛、胸闷，可放射于颈部、左上肢，重者有面色苍白、出冷汗等症状。

　　急救措施：这时家人要马上让患者安静休息，并在舌下含硝酸甘油片 1 片，同时给予吸氧，症状可逐步缓解，若尚不能缓解，需立即备车迅速送医院急救，以防延误病情。

脑出血

　　发病前夕血压常骤然升高，有明显的诱因。患者可能先有短暂的头晕、头痛、恶心、麻木、乏力等症状，也可突然发生剧烈头痛、呕吐、神志昏迷、口眼歪斜、单侧肢体瘫痪等危重症状。

　　急救措施：此时要让患者完全卧床，头部稍垫高，保持平卧，可将患者头部偏向一侧，以便呕吐物及时排出，避免窒息，可以给予吸氧。要尽快用担架将患者抬到医院急救，并避免震动，特别要求患者少搬动，因早期搬动可加重患者出血，需引起家人的注意。

急性左心衰竭

　　急性左心衰竭是急性左心心功能不全的简称，有劳累后呼吸困难或夜间阵发性呼吸困难的病史。临床表现为严重呼吸困难、发绀、咳粉红色泡沫样痰、强迫坐位、大汗、口唇轻微发绀、两肺底可听到水泡音等，病情危急可迅速发生心源性休克、昏迷而导致死亡。

　　急救措施：首先要准确判断患者的呼吸困难是急性左心衰竭的心源性哮喘还是支气管哮喘。急性左心衰竭的"喘"常在睡眠中突然发生，平卧时"喘"明显加剧，端坐时"喘"减轻；而支气管哮喘的加重和缓解，与体位改变的关系不明显。如确定为急性左心衰竭的"喘"，不能使用哮喘患者常用的各种喘气雾剂，也不宜口服舒喘灵等平喘药，这些药物只能加重左心衰竭，甚至可导致患者猝死。可舌下含服硝酸甘油、消心痛及开博通等药物。

　　让患者采取坐位，可坐在床边或椅子上，双腿自然下垂或踩在小板凳上，上身前倾。这种姿势有助于减轻心脏的负担，同时横膈下降，使肺活量增加，有助于缓解呼吸困难。家属应尽力安慰患者，安抚其紧张情绪。家中如有吸氧条件可立即给患者吸氧。

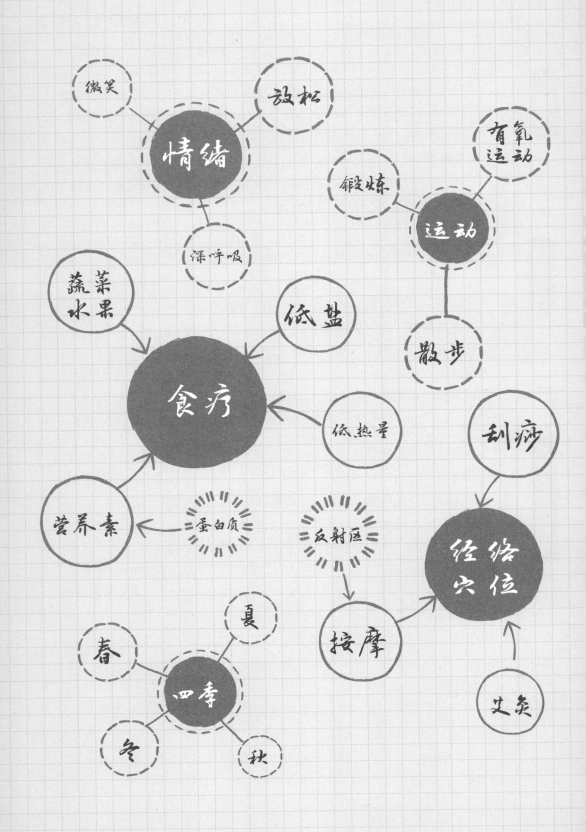

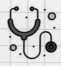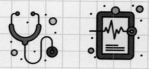

第三章
食疗调理心脑血管

心脑血管疾病是一种慢性疾病，主要体现在两个方面。一是致病原因：部分是由于长期不良饮食习惯而引发；二是治疗：心脑血管疾病的治疗周期长，需依靠较长时间的调养来控制病情。因此，选择正确的食物，并做好"持久战"的准备，对于心脑血管疾病的预防和治疗至关重要。

饮食原则

人体所需的营养物质几乎都需要通过食物获得，食物不但能维持机体的正常运转，还在一定程度上有防治疾病的功效。因此，心脑血管疾病患者除了需要接受药物治疗外，还应合理安排饮食。

控制胆固醇的摄入量

胆固醇是人体不可缺少的营养物质。它不仅是人体成分之一，还是合成许多重要物质的原料。过分忌食含胆固醇的食物，易造成贫血，还可能降低机体对疾病的抵抗能力。但长期大量摄入胆固醇，又会破坏体内胆固醇的动态平衡，最终导致动脉粥样硬化或冠心病。机体内胆固醇含量高于正常水平，是引发心脑血管疾病的重要因素。因此，心脑血管疾病患者在日常饮食中应严格控制胆固醇的摄入量，通常一天的摄入量一般不宜高于 300 毫克。

机体可通过食物和自身合成来获取胆固醇。其中，大自然的胆固醇主要存在于动物性食物中，少数植物中也有，但植物固醇不会导致动脉粥样硬化，相反，植物固醇尤其是谷固醇还能抑制黏膜对胆固醇的吸收。心脑血管疾病患者想要控制胆固醇的摄入量，平时可以多吃一些蔬菜、水果和谷物。

动物内脏如猪肾、猪肝、羊肝、猪肺和猪肠中含有较多的胆固醇，心脑血管疾病患者在日常饮食中要减少食用量。再次，蛋类、软体动物、贝壳类以及奶油、黄油、羊油、猪油、牛油等动物油脂中也含有较高的胆固醇，心脑血管疾病患者也要减少此类食物的食用量。在蛋类食物中，胆固醇主要集中在蛋黄内，一个鸡蛋的胆固醇含量接近 300 毫克，心脑血管疾病患者最好每天吃半个鸡蛋或每两天吃一个鸡蛋。

除了适当控制饮食中胆固醇的摄入外，心脑血管疾病患者还可以通过其他富含膳食纤维的食物来消耗胆固醇。膳食纤维是营养学界认定的第七类营养素，有大量研究证实，增加膳食纤维的摄入有降低胆固醇的作用，可适当增加食用胡萝卜、苹果、玉米、海带等。

控制热量的摄入量

　　食物中能够产生热量的营养素主要包括：碳水化合物（糖类）、蛋白质和脂肪。当身体中的热量无法完全被消耗时，多余的热量便会以脂肪的形式在体内堆积，导致肥胖。

　　中国营养学会从消化吸收的角度提出中国居民每人每日膳食能量推荐摄入量如下：碳水化合物在总热量中的比例应该控制在 55%~65%，蛋白质的摄入量应控制在 15%~20%，脂肪的摄入量限制在总热量的 30% 内。而心脑血管疾病患者每日摄入的热量应该控制在一个较低的水平。通常，心脑血管疾病患者每天摄入的碳水化合物不宜过多，应多吃粗粮；蛋白质摄入量，以不超过 1 克 / 千克体重为宜；脂肪的摄入量应不超过 0.8 克 / 千克体重，或不超过每天摄入总热量的 15%。

　　综上所述，心脑血管疾病患者在严格控制每日摄入总热量的同时，还应该科学合理地分配脂肪、碳水化合物及蛋白质的摄入比例，以达到更好的预防和治疗疾病的效果。

控制脂肪的摄入量

　　体内脂肪过多会使血脂升高，增加高血脂和心脏病的发病率。限制脂肪的摄入量，主要是限制动物油脂，即含饱和脂肪酸多的脂肪的摄入量。这主要是因为饱和脂肪酸会使胆固醇在动脉内膜中沉积并逐渐形成动脉粥样硬化，而不饱和脂肪酸则可使胆固醇下降。因此，对心脑血管疾病患者来说，在饮食上除了要控制总脂肪的摄入量之外，还要控制饱和脂肪酸的摄入比例。

　　心脑血管疾病患者每日饱和脂肪酸的摄入量应低于总热量的 10%，且要避免食用含饱和脂肪酸多的动物性脂肪，应多食用含不饱和脂肪酸多的植物性油脂。在烹饪时，也应尽量选择低温烹饪的方式。

　　此外，诸如油炸食品、糖果、甜点、冰激凌、咖啡、饼干及巧克力等脂肪含量高的食物，心脑血管疾病患者平常应慎食。应多选用一些富含不饱和脂肪酸的食物，如蔬菜、大豆制品、菌菇、水果以及燕麦等食物。

合理摄入蛋白质

　　蛋白质的食物来源可分为植物性蛋白和动物性蛋白。动物性蛋白摄入过量会对身体产生不良影响，主要是因为过量摄入动物蛋白时，必然会伴随着动物性脂肪和胆固醇的过多摄入，增加心脑血管疾病的发病风险。植物蛋白含量较丰富的要属豆类，在日常饮食中，植物蛋白应该与动物蛋白搭配食用。

　　心脑血管疾病患者在日常饮食中，要尽量选用瘦肉、鱼类和豆类等优质蛋白。尤其是豆类食品，其蛋白质含量较高，且富含多种人体所需的营养成分，其中磷脂有预防心脑血管疾病的功效。此外，大豆中的大豆素可显著增加冠状动脉和脑部的血流量，降低心肌耗氧量和冠状动脉血管阻力，改善心肌营养。心脑血管疾病患者可以常吃豆腐、豆芽、豆腐干等豆制品。

摄入必需的微量元素

　　尽管微量元素在人体中的含量不高，但与人的生存和健康息息相关。在人体所必需的多种微量元素中，有不少与心脑血管健康有关，心脑血管疾病患者可以通过饮食来补充对自身有益的微量元素。不过，微量元素的摄入量并非越多越好，患者应根据自己的身体状况进行合理补充，最好是在医生的指导下进行。

　　镁有控制血脂、提高心肌细胞兴奋性、维持心肌细胞完整以及抵御有害物质对心脏的损害等作用。镁摄入不足，会增加心脑血管疾病的发病率。含镁较多的食物有麦芽、全麦制品、糙米、豆类、香蕉和绿叶蔬菜等。

　　微量元素锰有去脂的作用，能有效改善动脉粥样硬化患者的脂质代谢。人体主要通过食物和饮水获得锰，含锰较多的食物有蔬菜、河蚌、腐竹、莲子、栗子和核桃仁等。此外，绿茶含锰丰富，心脑血管疾病患者可以适当饮用。

　　碘元素能减少胆固醇、脂质和钙盐在血管壁的沉积，抑制动脉粥样硬化的形成，一般海产品含碘量较高。

　　此外，对心脑血管疾病患者有益的微量元素还有铁、铜、锌、硒等元素，患者可以科学合理地选择相应的食物进行调养。

限制食盐的摄入

　　盐有快速凝聚血液的作用，长期高盐饮食，会引起高血压，从而导致一系列的心脑血管疾病。世界卫生组织建议，人体每日摄入的食盐量不宜高于6克，而心脑血管疾病患者每日的食盐摄入量更要严格控制在5克以下。尤其是在秋冬季节，身体出汗量少，活动量也相对较少，盐的摄入更要严格控制。需要特别指出的是，食盐应该选择钾盐，因为钾有缓解和调节心脑血管疾病的作用。心脑血管疾病患者的饮食宜清淡、少盐，忌食腌制食品。

摄入足够的维生素

　　维生素是一种重要的有机化合物，具有维持人体健康、促进生长发育和调节生理功能等作用。在日常饮食中，心脑血管疾病患者应该适当补充多种维生素以软化和疏通血管、提高机体免疫力。与心脑血管疾病密切相关的维生素有B族维生素、维生素C、维生素D、维生素E和维生素P。

　　B族维生素当中的维生素B_6、维生素B_{12}能够调控同型半胱氨酸，保护心血管，预防冠心病和中风。维生素B_6、维生素B_{12}在粗粮、全麦食品、绿叶蔬菜和水果中的含量较高。维生素C具有软化血管、增强血管弹性的作用，主要存在于水果和蔬菜中。维生素E具有促进血液循环、预防血栓形成、调节胆固醇含量和防止动脉粥样硬化等作用，谷物、绿叶菜、鱼类和奶类中含量较高。维生素D的缺乏与心脏病的发病率有密切的联系，心脑血管疾病患者也应该适当补充此类维生素。维生素P具有预防中风、静脉出血、冠状动脉疾病、动脉粥样硬化的作用，含有维生素P的食物有荞麦、洋葱、西红柿、橘子、杏仁、草莓等。

　　心脑血管疾病患者除了需要补充上述五种维生素外，还应该适当补充其他种类的维生素，以保证营养的均衡供应。补充维生素最好的方式就是食补。

摄入含膳食纤维多的食物

　　膳食纤维被称为第七类营养素，具有消耗人体热量和降低血清胆固醇浓度的作用。心脑血管疾病患者每日摄入的膳食纤维量以 35~45 克为宜。心脑血管疾病患者在通过饮食补充膳食纤维的过程中，应该尽量做到科学合理，不宜过量食用而损伤身体的其他功能。同时还应坚持做到饮食多样，以谷物为主，粗细粮合理搭配。

　　常见食物中膳食纤维含量较为丰富的主要有粗杂粮、米糠、麦麸、干豆类、海带、蔬菜、水果等。此外，膳食纤维含量高且有助于降脂的常见食物有洋葱、大蒜、香菇、木耳及芹菜等，这些食物都较适合心脑血管疾病患者食用。

摄入抗血凝的食物

　　饱和脂肪酸具有加速血液凝固、促进血栓形成的作用，而不饱和脂肪酸能够使血液中的脂肪酸往健康的方向发展，减少血小板凝聚，并起到抗血凝、降低血液黏稠度和降低血脂的作用，进而可以保护心血管系统。心脑血管疾病患者在日常饮食中，应该选择含不饱和脂肪酸较高的食物，适当增加抗血凝食物的摄入量，以达到一定的食疗目的。

　　木耳、大蒜、洋葱、青葱、茼蒿、香菇、龙须菜、草莓、菠萝、橘子和葡萄等食物都有助于抗血凝，适合心脑血管疾病患者食用。

科学饮水，稀释血液

　　每天摄入一定量的水分，不仅能保证充足的血容量，促进血液循环，稀释血液浓度，使血小板不易聚集形成血栓，还能调节机体内钠的代谢，起到降低血压的作用。所以，心脑血管疾病患者的饮水量、饮水时间和饮水的类型都应有所讲究。

　　1. 饮水量：正常情况下，人体所含的水分约占体重的70%，《中国居民膳食指南》建议，健康成人每天饮水量为1 500~1 700毫升。心脑血管疾病患者应该适当增加每日的饮水量，以稀释血液，促进胆固醇等物质的排出，但肾功能不好的患者则应根据具体情况选择合适的摄入量。

　　2. 饮水时间：量少多次，晨起、睡前及夜间补水很重要。心脑血管疾病患者应养成良好的饮水习惯，除了在白天要及时饮水外，每日清晨、睡前及夜间的补水也不可少。晨起一杯水，有助于缓解经过一夜睡眠之后体内缺水的状况，可稀释血液，维持机体正常循环，对脑血栓和心肌梗死的发生有一定的预防作用。睡前及夜间适当补水，有助于防止血浆浓缩、降低血液黏稠度，尤其是老年心脑血管疾病患者在睡前及夜间适当补水，可防止血栓形成，降低半夜发病的可能性。因此，睡前及夜间补水，对心脑血管疾病患者尤为重要。

　　3. 饮水类型：硬水优于软水，还可适当补充碱性水。硬水，是含有较高浓度矿物质的水，尤其含有较高的钙离子和镁离子。相比于软水，硬水不仅可以有效补充心脑血管疾病患者体内的钙、镁元素，同时还能在一定程度上起到降低血压和促进血液循环的作用，尤其对老年心脑血管疾病患者作用较为明显。心脑血管疾病患者不宜饮用纯净水、蒸馏水或其他"软水"。另外，心脑血管疾病患者的体液通常呈酸性，在饮水方面，可以适当饮用碱性水，以调节体内的酸碱平衡。

　　4. 适当饮茶：心脑血管疾病患者除了正常喝水外，还可以适当饮茶。茶叶中含有丰富的维生素，其中维生素C具有降低血清胆固醇的功效，同时还能增强血管韧性、弹性和渗透能力，可预防、缓解动脉粥样硬化。心脑血管疾病患者的推荐茶饮当属绿茶，绿茶中的茶多酚和茶甘宁有保护血管不破裂、净化血液的作用。所以，绿茶特别适合心脑血管疾病患者饮用。此外，沱茶、菊花茶和槐花茶也是心脑血管疾病患者不错的选择。但要注意，尽量不喝太浓的茶。

10 种保护血管的营养素

维生素 C　辅助降压

维生素C又叫抗坏血酸，可以帮助机体吸收铁质，促进血红细胞的生成，对于改善贫血有一定帮助，可降低甘油三酯和血液中胆固醇浓度。利用维生素 C 的抗氧化作用，还可防治急性心肌梗死，减轻心绞痛的症状。

烟酸　促进血液循环

烟酸也称维生素B_3，是人体必需的维生素之一。烟酸有较强的扩张周围血管的作用，因此可以促进血液循环，使血压下降，防止血管栓塞的形成。

维生素 E　预防血栓形成

维生素 E 能减轻血小板的聚集作用，降低血液的黏稠度，预防血栓形成，同时还可促进毛细血管增长，维持心肌和外周血管系统的正常功能，改善微循环，并可使动脉脂类过氧化物减少，从而预防动脉粥样硬化。

胆碱　降低脂肪

随着年龄的增大，胆固醇在血管内沉积，引起动脉粥样硬化，最终诱发心脑血管疾病。胆碱和磷脂具有良好的乳化特性，能阻止胆固醇在血管内壁的沉积并清除部分沉积物，同时可改善脂肪的吸收与利用，因此具有预防心脑血管疾病的作用。

ω-3脂肪酸　舒张平滑肌

二十碳五烯酸（EPA）和二十二碳六烯酸（DHA）是两种重要的 ω-3 脂肪酸。EPA 被誉为"血管清道夫"，可有效降低血液中脂肪的含量，去除血管中的有害脂类。DHA 被誉为"护脑专家"，能使心脑血管柔软而富有弹性，促进脑细胞的生长和发育。

钙　降血压，防血栓

适当增加钙制剂的量有助于控制高血压。因为缺钙会造成反常的钙内流，导致钙在血管内壁和平滑肌细胞内的反常积贮，引起血管收缩，外周血管阻力增大，血压就会异常升高。钙还能降低血中胆固醇的浓度，从而起到保护心脏的作用。

锌 | 防治高血压

锌对人体的免疫功能起着重要的调节作用。锌参与胰岛素的合成与分泌，能稳定胰岛素的结构与功能。当人体缺锌时，血中胰岛素水平就会下降，补锌可增加机体对胰岛素的敏感性，减轻或延缓糖尿病并发症的发生。锌能有效拮抗镉元素对血压的提升作用。

此外，锌还有助于清除体内多余胆固醇，防治动脉粥样硬化。锌元素主要存在于海产品和红色瘦肉及谷类胚芽中。

硒 | 降低血液黏稠度

硒是人体必需的微量元素之一，在组织内主要以硒和蛋白质结合的复合物形式存在。有机硒能清除体内自由基，排除体内毒素，抗氧化，能有效抑制过氧化脂质的产生，防止血液凝块，清除胆固醇，增强人体免疫功能，改善血脂异常患者的症状。

硒能防止胰岛 β 细胞被氧化破坏，使其功能正常，促进糖分代谢、降低血糖和尿糖，改善糖尿病患者的症状。

硒是维持心脏正常功能的重要元素，对心脏肌体有保护和修复的作用。

钾 | 稳定血压，护心肌

钾可以调节细胞内适宜的渗透压和体液的酸碱平衡，参与细胞内糖和蛋白质的代谢。在摄入高钠而导致高血压时，钾具有降血压作用。钾是维持生命不可或缺的必需物质，和钠共同作用，调节体内水分的平衡并使心跳规律化。钾能帮助维持体内正常的体液平衡，正常摄取钾，血压就会降低，而且血压降低时减少了对动脉的压力，因此钾还具备了间接减少动脉损伤的作用。

精氨酸 | 神奇的精氨酸

精氨酸是一种可以在很多食物中发现的氨基酸，在临床上可用于改善心血管相关疾病。它有助于降低血压和低密度脂蛋白胆固醇水平，产生的一氧化氮可以增强血流量，促进全身血液循环，预防动脉粥样硬化，显著降低胆固醇和血液黏稠度，减少血块、血栓的形成，恢复血管的柔软性，使血管有弹性，增强心脏功能，减少心脏和血管疾病发病率。

推荐食用食物

根据中医"医食同宗""药食同源"的理论，
我们可以选择一些食材进行科学合理的饮食调养，
以有效预防和降低心脑血管疾病的发生。

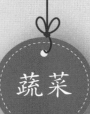

蔬菜

菠菜含有的膳食纤维
有助于降低血脂。

芹菜有助于降血压。

芹菜

芹菜具有降血压、平肝清热、
祛风利湿、润肺止咳、健脑镇静
等功效。芹菜所含的有效成分有
助于抑制血管平滑肌细胞增殖，
预防动脉粥样硬化。

菠菜

菠菜可活血脉、补气
血、利五脏、调中气。菠
菜含有丰富的膳食纤维、
维生素 C 及矿物质。

黄瓜带皮吃，补充
维生素效果更好。

黄瓜

黄瓜具有利水利尿、
清热解毒的功效。黄瓜含
有的烟酸有助于促使末梢
血管扩张，并可降低血液
中的胆固醇。

油菜

油菜为低脂肪蔬菜，且含有膳食纤维，能清肠排毒，还能减少人体对脂类的吸收，对于降血脂有一定的作用。

茼蒿含有的叶绿素具有降低胆固醇的功效。

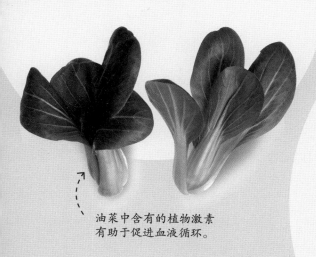

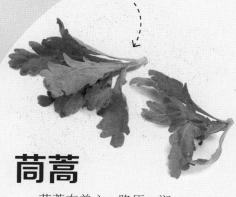

油菜中含有的植物激素有助于促进血液循环。

茼蒿

茼蒿有养心、降压、润肺、化痰的功效。茼蒿含有一种挥发性的精油，能够养心安神，防止记忆力减退。茼蒿还含有胆碱，具有降血压、补脑的作用。

荠菜

荠菜具有和脾、清热、利水、消肿、平肝、止血、明目的功效。荠菜含有胡萝卜素和膳食纤维，故有明目与宽肠通便的作用。荠菜含有的乙酰胆碱可降低血液中胆固醇和甘油三酯的含量，从而有助于降血脂。

有实火、邪热者忌食荠菜。

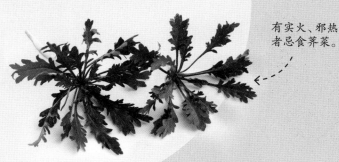

豌豆苗

　　豌豆苗有利尿、止泻、消肿、止痛和助消化等功效。豌豆苗含有的铬元素，可帮助体内脂肪代谢，预防高血压和动脉粥样硬化。

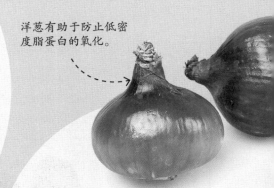

洋葱有助于防止低密度脂蛋白的氧化。

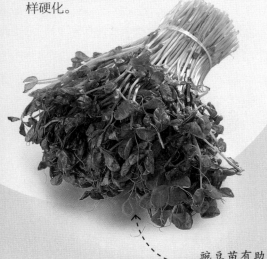

豌豆苗有助于提高机体的抗病能力和康复能力。

洋葱

　　洋葱具有润肠通便、理气和胃、健脾开胃、发散风寒、温中通阳、散瘀解毒等功效。洋葱含有的前列腺素，有助于减少外周血管和心脏冠状动脉的阻力，还可使血压下降。

番茄

　　番茄具有生津止渴、健胃消食、清热解毒、补血养血和增进食欲的功效。番茄含有的番茄红素有助于清除体内自由基，还有助于降低血浆中胆固醇浓度。

紫甘蓝有助于降低血液中的血脂。

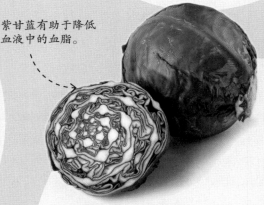

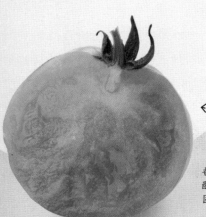

番茄中含有的果酸，有助于降低胆固醇的含量。

紫甘蓝

　　紫甘蓝可补骨髓、润脏腑、益心力、壮筋骨、利脏器。其含有的钾，可以帮助排出体内的钠，防止钠含量过高所引起的血压升高和血管损伤，有助于控制血压。

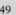

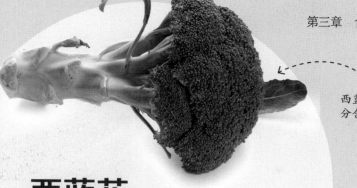

西蓝花中的营养成分含量高且全面。

西蓝花

　　西蓝花有补肾填精、健脑壮骨、补脾和胃的功效。西蓝花属于高纤维蔬菜，能帮助降低肠胃对葡萄糖的吸收，进而降低血糖，对控制糖尿病患者的病情有一定作用。

芦笋

　　芦笋具有清热解毒、生津利水、止咳散结、杀虫止痒的功效。芦笋还有助于扩张血管、降低血压，对心血管疾病、水肿等症均有辅助治疗作用。

南瓜含有丰富的钴，有助于促进人体的新陈代谢，提高造血功能。

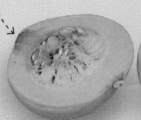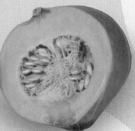

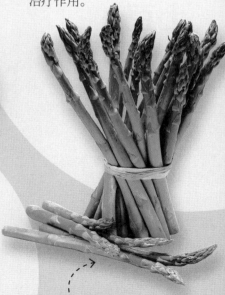

南瓜

　　南瓜有润肺益气、化痰排脓、驱虫解毒、治咳止喘的功效，并有利尿、美容等作用。南瓜所含的果胶能和体内多余的胆固醇结合，减少胆固醇的吸收，有助于血液中胆固醇浓度的下降。

痛风和糖尿病患者不宜食用芦笋。

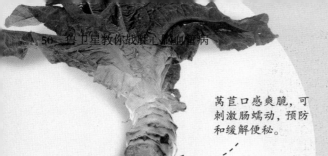

莴苣口感爽脆，可刺激肠蠕动，预防和缓解便秘。

莴苣

　　中医认为，莴苣具有利五脏、通经脉、清胃热、利尿的功效。莴苣中含有较多的烟酸，可降低体内胆固醇和甘油三酯含量，促进血液循环，有助于降低血压和血脂。

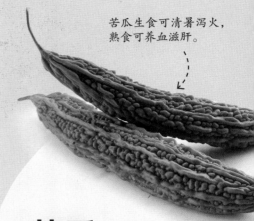

苦瓜生食可清暑泻火，熟食可养血滋肝。

苦瓜

　　苦瓜具有清热祛暑、明目解毒、降压降糖、利尿凉血、解郁清心之功效。苦瓜含有的有效成分能刺激胰岛 β 细胞分泌胰岛素，是高血糖者、2 型糖尿病患者很好的保健食材。

土豆

　　土豆能补脾益气、缓急止痛、通利大便、和胃健中、解毒消肿。土豆含有的维生素 C 可促进胆固醇的分解，有助于降低胆固醇和甘油三酯含量。

适量吃有助于调节血糖水平。

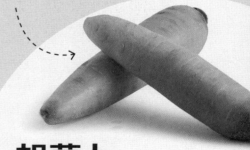

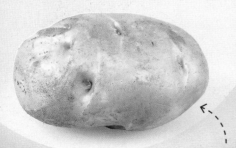

土豆是高钾食物，有助于降血压。

胡萝卜

　　胡萝卜有健脾消食、补肝明目、清热解毒、下气止咳的功效。胡萝卜含有的槲皮素，有助于增加冠状动脉的血流量，可降压、强心。

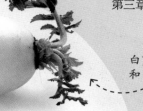

白萝卜熟食可益脾和胃、消食下气。

白萝卜

　　白萝卜有清热生津、凉血止血、化痰止咳、利小便、解毒的功效。白萝卜中的芥子油，可促进胃肠蠕动，有利于体内多余胆固醇和脂肪及时排出体外。

茄子

　　茄子具有清热止血、消肿止痛的功效。茄子中的有效成分，有利于保护血管，增强毛细血管弹性，防止微血管破裂出血，使心血管保持正常功能。茄子含有的胆碱，可有效降低胆固醇，从而帮助高血压患者舒张血管。

黄豆芽含有维生素C，有美容的功效。

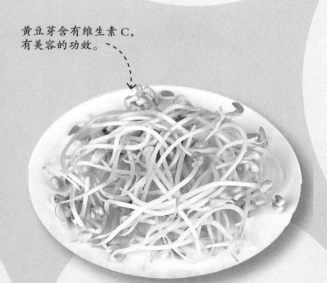

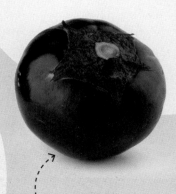

腹泻、消化不良、脾胃虚寒者不宜多食茄子。

黄豆芽

　　黄豆芽中有丰富的维生素和矿物质，其中维生素E能够保护皮肤毛细血管，使得血液流通更加顺畅，对于防治动脉粥样硬化有一定的作用，有助于预防高血压。

竹笋含有较多草酸，患尿道结石、肾炎的人不宜多食。

竹笋

竹笋具有清热化痰、益气和胃、治消渴、利水道等作用。竹笋还有低糖、低脂的特点，富含膳食纤维，可减少体内多余脂肪，对高血压、高脂血症等疾病有一定的预防作用。

冬瓜

冬瓜营养丰富，有助于抑制碳水化合物转为脂肪，是预防高血压、高血脂的食疗佳品。冬瓜中的有益成分，可以抑制体内糖类转化为脂肪，防止脂肪堆积，促进脂肪排泄。

冬瓜属于典型的高钾低钠蔬菜，适合高血压患者长期食用。

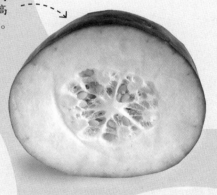

山药

山药中的脂肪含量非常低，还含有丰富的膳食纤维，食用后可产生饱腹感，有助于控制饮食，可有效预防肥胖的发生，从而降低了患心血管疾病的风险。山药中含有特殊的活性物质，可减少脂肪在血管壁的沉积，保持血管弹性，防治动脉粥样硬化。

大白菜

大白菜含有丰富的可溶性膳食纤维，具有清热解毒、疏通肠胃等功效，对于脂肪在体内的代谢非常有利，是高脂血症患者的理想选择。

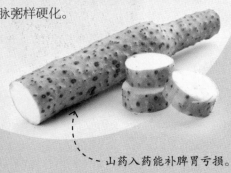

山药入药能补脾胃亏损。

大白菜低脂肪、低热量、高水分，是心血管疾病患者的食疗佳品。

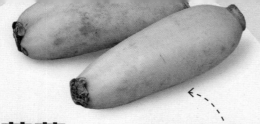

莲藕

多吃莲藕有助于减少脂类的吸收。

莲藕具有消食止泻、开胃清热等功效，有助于促进脂肪分解，防止其在血管内沉积。莲藕含有的维生素C，具有抗氧化作用，使脂质不被氧化，可预防动脉粥样硬化。莲藕含有的维生素K可以清除胆固醇在血管壁的沉积，对心血管有保健作用。

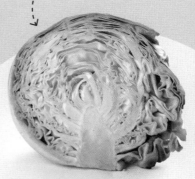

圆白菜有利关节、壮筋骨、利五脏等功效。

圆白菜

圆白菜是低脂肪、低热量的食材，其膳食纤维含量高。多吃圆白菜，可增进食欲，促进食物中脂肪的分解代谢，对防治高脂血症和肥胖有重要作用。

常吃苋菜有助于提高身体免疫力，减肥强身。

苋菜

苋菜能清热解毒、利尿除湿、通利大便。苋菜含有的镁，可抑制血液凝固，具有较强的抗凝血功效，有助于预防血栓的形成。

豆腐一次不宜食用过多，以免引起腹胀、腹泻。

豆腐

豆腐可补中益气、清热润燥、生津止渴、清洁肠胃。豆腐中含有的有效成分能抑制胆固醇的摄入，对防治心脑血管疾病有较好的功效。

夏天用柠檬泡水
喝，可解暑开胃。

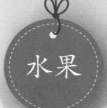

水果

苹果含有的苹果酸
有助于代谢热量，
预防下半身肥胖。

柠檬

　　柠檬具有化痰、止咳、生津、健脾的功效。其含有的维生素 C 和维生素 P 有软化血管的作用，还可增强血管的弹性，降低毛细血管的通透性，防止毛细血管破裂，对预防心脑血管疾病有一定的作用。

苹果

　　苹果具有生津润肺、除烦解暑、开胃醒酒的功效。苹果含有的类黄酮，可通过抑制低密度脂蛋白氧化，达到抗动脉粥样硬化的效果，还能抑制血小板聚集、降低血液黏稠度，从而减少血栓形成。

葡萄

　　葡萄有补气血、益肝肾、生津液、止咳除烦、通利小便的功效。葡萄含有的花色苷有助于提高心脏的供血能力；含有的鞣质可稀释血液，预防心肌梗死和脑卒中。

蓝莓有改善视力、增
强自身免疫力等功效。

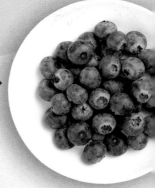

清洗时宜加点淀粉。

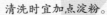

蓝莓

　　蓝莓可以降低胆固醇，增强心脏功能。其含有的花色苷有很强的抗氧化性，可抑制血小板聚集，对预防大脑病变、动脉粥样硬化等病症具有一定的效果。

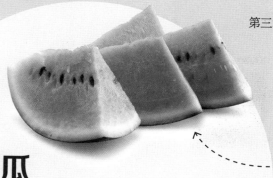

西瓜

西瓜含糖量较高，糖尿病患者要适量食用。

西瓜具有清热解暑、生津止渴、利尿除烦的功效。西瓜中含有丰富的葡萄糖、苹果酸等成分，具有促进新陈代谢、减少胆固醇沉积、软化及扩张血管的作用，对预防心血管疾病的发生有一定功效。

柿子

柿子具有清热润肺、生津止渴、健脾化痰的功效。含有的有效成分有助于降低血压，增加冠状动脉血流量，且能活血消炎，有改善心血管功能和防止冠心病心绞痛的作用。

空腹不要吃柿子。

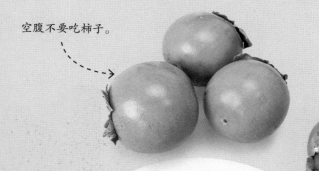

山楂

山楂可促进脂肪类食物的消化。

山楂具有消食健胃、活血化瘀、驱虫的功效。山楂含有的类黄酮，有一定的强心作用，可缓慢而持久地降压；含有的三萜类成分，有显著的扩张血管及降压作用，也有调节血脂及胆固醇含量的功能。

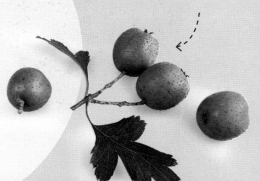

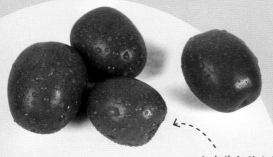

红枣有养颜补血的功效。

香蕉含糖量是比较高的，不宜多吃。

红枣

　　红枣具有补中益气、补益脾胃、滋阴养血、养心安神的功效。其含有的维生素 P，有助于降低胆固醇含量，使血管软化，促进血液循环，还能降低血管脆性、血管通透性。

香蕉

　　香蕉具有清热、生津止渴、润肺滑肠的功效。香蕉属于高钾食品，而钾对人体的钠具有抑制作用，多吃香蕉，有助于降低血压，预防高血压和心脑血管疾病。另外，香蕉对因心脑血管疾病导致的失眠或情绪紧张也有一定疗效。

猕猴桃

　　猕猴桃具有清热解毒、生津止渴、利尿通淋的功效。其含有的精氨酸，能抑制血栓形成，有助于降低心血管疾病的发病率。

乌梅不宜多服、久服，以免伤脾胃。

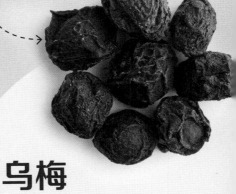

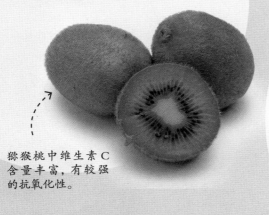

猕猴桃中维生素 C 含量丰富，有较强的抗氧化性。

乌梅

　　乌梅具有敛肺止咳、涩肠止泻、止血生津的功效。乌梅所含的有效成分具有降压、安眠的功效，可缓解由高血压引起的头晕、夜间失眠的症状。

橘子不可过量食用。

橘子

　　橘子具有开胃理气、止咳润肺的功效，其含有非常丰富的有机酸、维生素以及钙、磷、镁、钠等人体必需的元素。橘子中含有的钾和维生素 C，对降血压有效果。

桑葚

　　桑葚具有生津止渴、补肝益肾、滋阴补血、明目安神等功效。其含有的维生素 E，能很好地清除自由基，防止脂质过氧化，对扩张血管，调节血压，防治动脉粥样硬化和脑卒中有一定的功效。

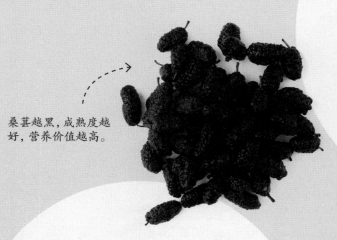

桑葚越黑，成熟度越好，营养价值越高。

柚子

　　柚子具有健脾、止咳、解酒的功效。其含有的铬元素，既可调节血糖，又能控制血液中胆固醇浓度，有助于防治动脉粥样硬化，降低血压；含有的柚皮苷能降低血液黏稠度，有助于减少血栓形成。

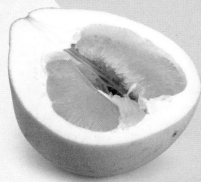

柚子皮放冰箱可去除异味。

谷物和坚果

荞麦口感较粗糙，可以和精米、细面搭配食用。

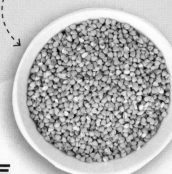

玉米

　　玉米有利尿消肿、清肝利胆、调中健胃的作用。玉米含有的镁，能够舒张血管，有助于防治缺血性心脏病；其含有的亚油酸，可抑制胆固醇的吸收，对降低血压有辅助作用；所含的烟酸能降低胆固醇，同时还有软化血管等作用。

荞麦

　　荞麦具有健胃、消积、止汗的功效。荞麦中的维生素 P，可增强毛细血管壁；含有的镁，既可降低血清胆固醇，又有助于防止游离钙在血管壁上沉积。

肠胃不好的人应少吃大豆。

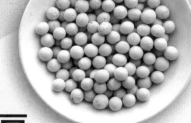

玉米的脂肪含量低，因而很受肥胖者青睐。

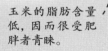

大豆

　　大豆有安神养心、祛风明目、清热利水、活血解毒等功效。大豆所含脂肪中多为不饱和脂肪酸，有助于清除附着在血管壁上的胆固醇。另外，大豆中的卵磷脂对清除血液中的胆固醇也有很好的作用。

小米

　　小米具有健脾和胃、补益虚损、和中益肾、除热解毒的功效。小米中所含的 B 族维生素、钙、磷、镁等营养成分有助于抑制血管收缩，从而达到降压的目的。

脾胃虚弱、虚寒者避免多食。

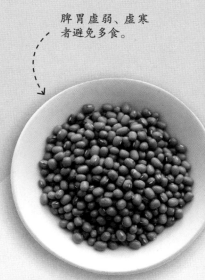

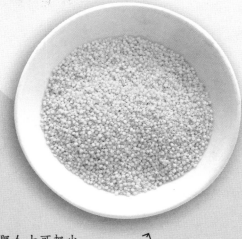

减肥人士可把小米作为粗粮，搭配细粮食用。

绿豆

　　绿豆有清热解毒、消暑、利尿的作用，含有蛋白质、膳食纤维、碳水化合物、微量元素、烟酸和维生素 E 等营养成分。绿豆中的钾，能促进体内多余钠的排出，有助于防止血压升高，维持血压的稳定。

薏米

　　薏米具有利水消肿、健脾祛湿、舒筋除痹、清热排脓等功效。薏米中的水溶性膳食纤维，可降低血液中胆固醇和甘油三酯含量，有助于预防高血压、高脂血症等疾病的发生。

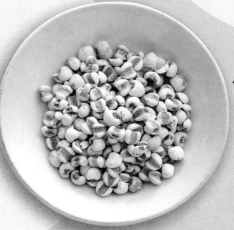

薏米煮粥需提前浸泡。

大米

大米具有补中益气、健脾养胃的功效，含有维生素、膳食纤维、矿物质和一定量的蛋白质。大米是人体摄入 B 族维生素的重要来源，B 族维生素有助于碳水化合物、蛋白质、脂肪在人体中的代谢平衡，有助于控制体重，还能维持神经系统的正常功能。

吃黑豆有助于促进人体的胆固醇代谢，清洁血管。

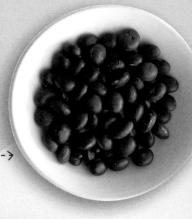

黑豆

黑豆具有补肾益阴、健脾利湿、除热解毒的功效。其含有的皂苷，可清洁血管，促进血液流通，对高血压、高脂血症患者十分有益；含有的植物固醇，有助于抑制人体吸收胆固醇，降低血液中胆固醇含量。

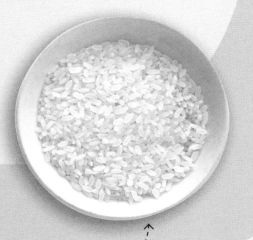

燕麦有很好的降糖、减肥效果。

大米尤其适合病后虚弱、口渴、烦热之人食用。

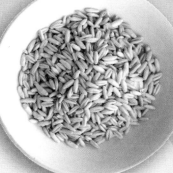

燕麦

燕麦具有益肝和胃、养颜护肤等功效。其含有可溶性膳食纤维，能大量吸纳体内胆固醇，并促使其排出体外；含有的不饱和脂肪酸，有助于降低血液中的胆固醇含量。

大麦

　　中医认为，大麦味甘、咸，性凉，能止渴除烦、利尿通淋、调中益气。大麦含有丰富的纤维素，有利于保护消化系统正常运转，可降低血液中低密度胆固醇和三酰甘油的浓度，增加食物在胃里的停留时间，减缓饭后葡萄糖吸收的速度，对心脑血管疾病有预防和辅助治疗的作用。

常吃豌豆可预防牙龈出血。

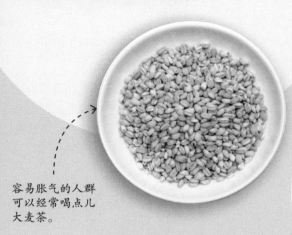

容易胀气的人群可以经常喝点儿大麦茶。

豌豆

　　豌豆具有益中气、止泻痢、调营卫、利小便、消痈肿之功效。其含有的可溶性膳食纤维，能促进胃酸分泌，减少机体对脂肪的吸收，减少胆固醇和三酰甘油在血管壁的沉积，有助于预防高脂血症和动脉粥样硬化。

红薯

　　红薯具有补脾益胃、宽肠通便、益气生津、补中和血的功效。红薯中的黏蛋白，能够保护黏膜，有利于促进体内胆固醇排泄，维持血管壁弹性，降低血压；含有的胡萝卜素，有助于降低胆固醇，预防高脂血症。

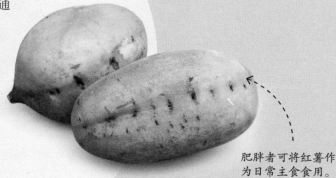

肥胖者可将红薯作为日常主食食用。

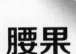

肥胖者和痰多患者不宜过量食用。

核桃仁

　　核桃仁有补虚强体、健脑防老、润泽肌肤、润燥滑肠的功效，含有较多的蛋白质和人体必需的不饱和脂肪酸、维生素 E 等物质。核桃仁中的亚油酸，能降低人体胆固醇的含量，有助于防止其沉积在血管壁上，从而减少动脉粥样硬化等心脑血管疾病的发生。

腰果

　　腰果具有补脑养血、润肠通便的功效。腰果中的单不饱和脂肪酸可降低血清胆固醇、三酰甘油和低密度脂蛋白含量，能起到预防脂肪过氧化、减少胆固醇沉积的作用，对高脂血症、高血压患者有一定的食疗作用。

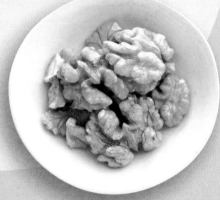

以个大、饱满、断面色白或乳白，富油性者为佳。

消化不良者不宜多食。

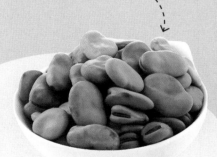

蚕豆

　　蚕豆能够增强人体免疫力、促进机体发育、保护心脑血管、健脑益智。其含有的膳食纤维，有助于分解体内多余的胆固醇；含有的精氨酸，有助于扩张血管，抑制"垃圾"在血管中沉积，利于血液的顺畅流通，避免堵塞。

杏仁

杏仁具有良好的药用价值，如镇咳、平喘、增强人体免疫力、延缓衰老、调节血脂、补脑益智等。其含有的不饱和脂肪酸，可以降低低密度脂蛋白和血清中胆固醇的含量，有利于血管的软化，对防治高血压、高脂血症等心血管疾病有一定疗效。

榛子易引起上火，不可多吃。

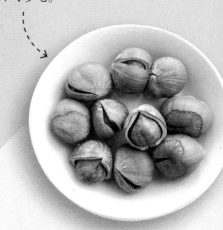

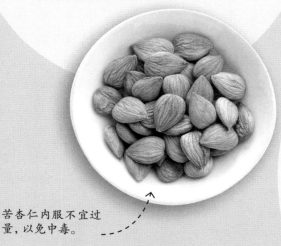

苦杏仁内服不宜过量，以免中毒。

榛子

榛子可补脾胃、益气力、明目、降血压、保护视力、延缓衰老。榛子中的植物甾醇，能够抑制人体对胆固醇的吸收，有助于促进胆固醇降解代谢，抑制胆固醇的生化合成；含有的维生素E，有助于延缓衰老，防治血管硬化。

葵花籽

葵花籽具有补血养血、调理肠胃、补气益气、提高免疫力、增强记忆力、开胃消食、降血压等作用。其含有的不饱和脂肪酸，可以降低人体的血清胆固醇，有助于抑制血管内胆固醇的沉积，有益于保护心血管健康；含有的维生素E属于抗氧化剂，有助于使原本瘀滞的血液恢复顺畅。

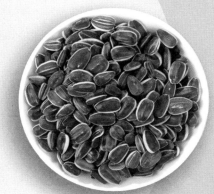

葵花籽不宜多食，每天80克左右为宜。

肉蛋类

鸡肉

鸡肉具有温中益气、补肾填精、养血乌发、滋润肌肤的作用。鸡肉含有的胶原蛋白，有助于降低体内胆固醇和甘油三酯含量；含有的磷脂，有益于乳化血液中的脂肪和胆固醇，使其排出体外。

肥胖者宜选择去皮鸡胸肉食用。

鸭皮脂肪较厚，肥胖者和心脑血管疾病患者不宜食用。

鸭肉

鸭肉具有大补虚劳、补血行水、养胃生津、清热健脾等功效。鸭肉含蛋白质、脂肪、钙、磷、铁、烟酸和维生素 B_1、维生素 B_2。B族维生素能促进热量代谢，对血脂异常患者控制体重有帮助。

兔肉所含脂肪多是不饱和脂肪酸，常吃不会增肥。

兔肉

兔肉具有补中益气、凉血解毒、清热止渴等作用，兔肉属于高蛋白质、低脂肪、低胆固醇的肉类。兔肉中的卵磷脂，可促使多余胆固醇排出体外，有助于防治动脉粥样硬化和血栓形成，还可清除血管壁沉积物，保护血管，降低血压和血脂。

鹅肉

　　中医认为，鹅肉有补阴益气、暖胃生津、祛风湿、防衰老之效。鹅肉含有的不饱和脂肪酸，能够促进血栓的分解，抑制低密度脂蛋白的合成，对脑血栓和高血压有一定的预防效果。

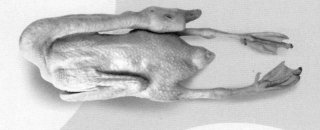

鹅肉脂肪含量低，蛋白质含量高，容易被消化吸收。

鸡蛋

　　鸡蛋可补阴益血、除烦安神、健脾和胃。鸡蛋中蛋白质、脂肪含量虽然高，但蛋白质多为优质蛋白，脂肪中饱和脂肪酸含量较少。

鸡蛋含有胆固醇，要控制摄入量。

牛肉

　　牛肉具有强筋壮骨、补虚养血、化痰息风的作用。牛肉的蛋白质含量较高，脂肪和胆固醇含量较低，适合肥胖者、高血压、血管硬化、冠心病患者食用。

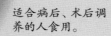

适合病后、术后调养的人食用。

菌类

香菇

香菇有补肝肾、健脾胃、益气血、益智安神、美容养颜之功效，具有高蛋白、低脂肪的特点。香菇含有的香菇多糖，可预防血管硬化，有助于降低血压；含有的核酸类物质，有助于抑制体内胆固醇上升，起到降胆固醇、降血脂、预防动脉粥样硬化的作用。

食用平菇还可缓解便秘。

平菇

中医认为，平菇具有祛风散寒、舒筋活络的功效，对手足麻木、腰腿疼痛、筋络不适等症有一定的辅助治疗效果。平菇含丰富的营养物质，而且氨基酸种类较多，矿物质含量十分丰富，其含有的蛋白多糖可增强人体免疫力。

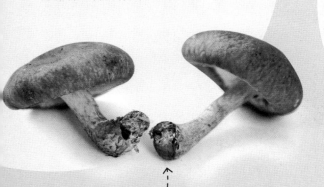

鲜香菇表面发黑或出现异味时不能食用。

杏鲍菇肉质紧实，有一种真肉的口感。

杏鲍菇

杏鲍菇可以起到软化血管和保护血管的作用。其含有的膳食纤维，可以使人体血液中的胆固醇含量明显降低，有助于软化血管，有一定的降血脂、降血压的作用。

竹荪

竹荪含有丰富的氨基酸、维生素、矿物质等，具有滋补强壮、益气补脑、宁神健体的功效。竹荪能够保护肝脏，减少腹壁脂肪的积存，从而产生降血压、降血脂和减肥的效果。

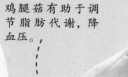

鸡腿菇有助于调节脂肪代谢，降血压。

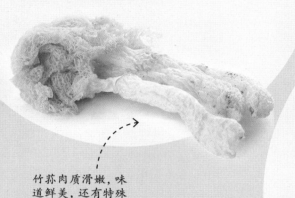

竹荪肉质滑嫩，味道鲜美，还有特殊的防腐功能。

鸡腿菇

鸡腿菇营养丰富，味道鲜美，口感较好，经常食用有助消化、增加食欲、增强免疫力等作用。鸡腿菇含有丰富的钙、磷、锌和少量的锰，以及较多的维生素和膳食纤维等。其中的不饱和脂肪酸，有助于预防动脉粥样硬化、心脏病及肥胖症等。

茶树菇

茶树菇有养血、健脾、开胃、提高身体免疫力等作用。茶树菇是高血压、心脑血管疾病和肥胖症患者的理想食物。

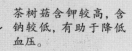

茶树菇含钾较高，含钠较低，有助于降低血压。

猴头菇

　　猴头菇可以利五脏、助消化、补虚损、益肾精。猴头菇脂肪含量较低，矿物质和维生素含量丰富，有利于促进新陈代谢，排出体内多余脂肪，保持血压稳定。

脾胃虚寒的人不宜多吃。

猴头菇与鸡肉共食，有益于养血补气。

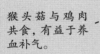

金针菇

　　金针菇具有补肝、益肠胃的功效。金针菇是一种热量低、脂肪含量低的食物，并富含膳食纤维，不仅有利于将体内的胆固醇排出体外，还可调节体内脂肪水平，有助于降低胆固醇，防治高血压。

木耳要现吃现泡，久泡的木耳不可食用。

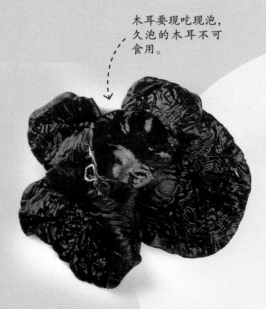

木耳

　　木耳具有益气、润肺、补脑、轻身、凉血、止血、活血、养颜等功效。木耳中含有的胶原，具有较强的吸附作用，有利于排出胆固醇和有害物质，对高血压患者有良好的食疗作用。含有的核酸类物质，有助于降低血液中胆固醇和甘油三酯水平，可改善冠心病、动脉粥样硬化。

银耳

　　银耳性平，味甘、淡，无毒，具有补气和血、强心壮身、补脑提神、润肠通便等功效。银耳的营养成分相当丰富，含有蛋白质、脂肪和多种氨基酸、矿物质等，能保障血液循环的营养需求，有助于改善心血管功能，对调节血压有效。

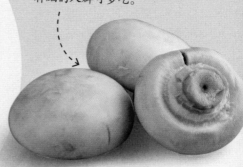

口蘑含硒量很高，需要补硒的人群可多吃。

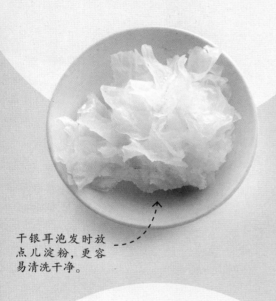

干银耳泡发时放点儿淀粉，更容易清洗干净。

口蘑

　　中医认为，口蘑有散血热、补虚劳、止咳化痰、强身健体、滋阴养血等功效。口蘑高蛋白、低脂肪，而且富含膳食纤维、B族维生素、维生素E和铁、锌、硒等多种元素，有益于人体健康。口蘑能够防止过氧化物损害机体，有助于降低因缺硒引起的血压升高和血液黏稠度增加，可提高免疫力。

松茸

　　松茸有补肾强精、恢复体力、提高免疫力、健脑益智等功效。松茸含有多种氨基酸、微量元素、不饱和脂肪酸、维生素、膳食纤维和蛋白质等。松茸中的不饱和脂肪酸，能中和人体内的饱和脂肪酸，有助于软化血管、加快血液流动、清除血液中的胆固醇，对心脑血管疾病有良好的预防功效。

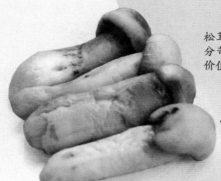

松茸对生长环境十分苛刻，所以营养价值高，产量低。

水产

干紫菜煮汤不宜煮太久。

海带

　　海带具有消痰软坚、泻热利水、止咳平喘、消脂降压的作用，可降低血脂、血糖，调节免疫力，还有助于抗凝血、抗氧化。其含有的褐藻酸，有助于调顺肠胃，促进胆固醇的排出。

紫菜

　　紫菜具有化痰软坚、清热利水、补肾养心的功效，富含胆碱和钙、铁、膳食纤维、维生素、氨基酸等营养成分。紫菜中的 EPA，具有降低胆固醇和甘油三酯含量的作用，从而降低血液黏稠度，有助于促进血液循环，预防高血压。

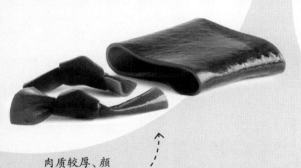

肉质较厚、颜色鲜绿的海带质量较好。

海蜇烹调以凉拌为主，清洗时需将泥沙洗净。

海蜇

　　海蜇具有清热解毒、化痰软坚、降压消肿等功效。其含有的活性肽有降压作用，另外还含有一种类似于乙酰胆碱的物质，有助于扩张血管，从而达到降低血压的目的。

鲤鱼

鲤鱼有补脾健胃、利水消肿、清热解毒、止嗽下气的作用。鲤鱼的蛋白质含量高，还含有氨基酸、矿物质、维生素 A 和维生素 D 等人体所需元素。鲤鱼中的镁，可以通过对心肌的抑制，使心脏的节律和兴奋传导减弱，从而有利于心脏的舒张与休息。

选鳕鱼时注意不要和油鱼混淆，油鱼中间会有一条淡黄或淡红色的线条。

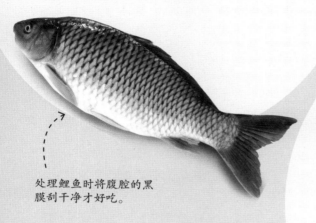

处理鲤鱼时将腹腔的黑膜刮干净才好吃。

鳕鱼

鳕鱼具有活血祛瘀、补血止血的功效，含丰富的蛋白质、维生素 A、维生素 D、钙、镁、硒等营养元素。鳕鱼中 DHA 和 EPA 能够降低血液中总胆固醇、甘油三酯、低密度脂蛋白的含量。

黄鳝

黄鳝具有补气养血、温阳健脾、滋补肝肾、祛风通络等功效。黄鳝中的卵磷脂，能够乳化血管中多余的胆固醇和脂肪，并将之排出体外，防止其沉积在血管壁上，有助于改善和预防高血压、动脉粥样硬化等疾病。

瘙痒性皮肤病患者不宜食用黄鳝。

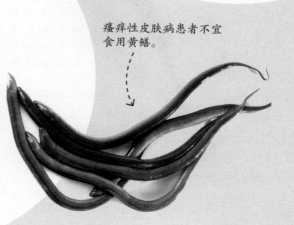

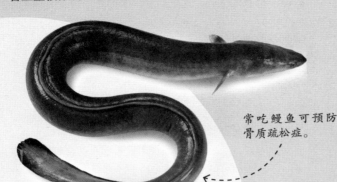

常吃鳗鱼可预防
骨质疏松症。

吃三文鱼有助于
增强脑功能。

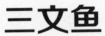

鳗鱼

　　鳗鱼具有补虚养血、祛湿等
功效，富含蛋白质、不饱和脂肪
酸、维生素、矿物质等营养成分。
其含有的 DHA 可降低血液中总
胆固醇和甘油三酯的含量；含有
的 EPA 可防止低密度脂蛋白沉
积在血管壁上，有助于增加高密
度脂蛋白含量，起到清理血管的
作用。

三文鱼

　　三文鱼有补虚劳、健脾胃、
暖胃和中的功效。三文鱼中含有
丰富的不饱和脂肪酸，有助于调
节血压。经常吃三文鱼可降低血
脂，有助于预防心血管疾病。

解冻后的金枪鱼
不宜再次冷冻，以
免影响口感。

金枪鱼

　　金枪鱼具有益气血、补肝肾的功效，鱼肉中脂
肪酸大多为不饱和脂肪酸，所含氨基酸种类多。金
枪鱼中所含的 EPA 和蛋白质，能减少低密度脂蛋
白沉积在血管壁上，增加高密度脂蛋白含量，有助
于清理血管；含有的牛磺酸可降低血液中的胆固醇
含量，有助于预防动脉粥样硬化。

牡蛎

　　牡蛎具有潜阳补阴、软坚散结、收敛固涩的功效。牡蛎中的氨基酸，可降低血液中的胆固醇含量，预防动脉粥样硬化；其含有的牛磺酸，可促进分解肝脏中的胆固醇，降低血液中胆固醇的含量，有助于降血脂。

带鱼腥气较重，需将鱼鳍、鱼鳞和内脏清洗干净。

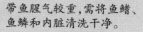
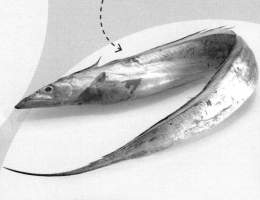

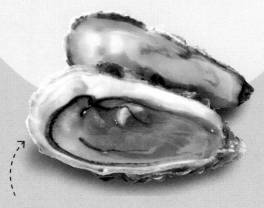

以选体大肥实、颜色淡黄的牡蛎为佳。

带鱼

　　带鱼有补脾、益气、暖胃、养肝、泽肤、补气、养血的作用。其含有的镁，对心血管系统有保护作用，对高血压、心肌梗死等心血管疾病有预防作用。

草鱼

　　中医认为草鱼具有暖胃和中、平降肝阳、祛风治痹、滋阴明目之功效。草鱼营养丰富，富含维生素 B_1、维生素 B_2、烟酸、不饱和脂肪酸，以及钙、磷、铁、锌、硒等。其含有的不饱和脂肪酸，对血液循环有利，是心血管病患者的良好食物，能起辅助治疗的作用。

草鱼肉嫩而不腻，可以开胃、补身。

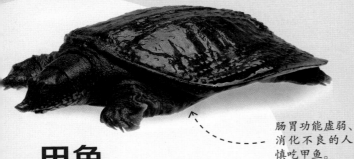

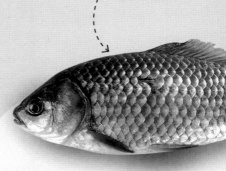

鲫鱼和豆腐一起炖汤，营养效果更佳。

肠胃功能虚弱、消化不良的人慎吃甲鱼。

甲鱼

　　甲鱼药用有清热养阴、平肝息风、软坚散结等功效。甲鱼不仅肉质鲜美，而且营养丰富，含有动物胶、角蛋白、铜、维生素 D 等营养素，能够增强身体的抗病能力，调节人体的内分泌功能。甲鱼有较好的净血作用，常食有助于降低血清胆固醇，因而对高血压、冠心病患者有益。

鲫鱼

　　鲫鱼味鲜肉嫩，易于消化，含有丰富的优质蛋白质，能为心血管病患者提供种类多样的氨基酸，适合患者在治疗期食用。鲫鱼脂肪含量低，且基本上为不饱和脂肪酸，有降低血液黏稠度、防止动脉粥样硬化等功效。

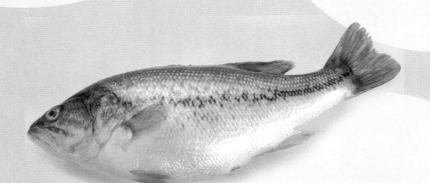

鲈鱼适合清蒸，以保证其营养价值。

鲈鱼

　　鲈鱼含有对人体有益的必需脂肪酸、优质蛋白质、维生素 A、B 族维生素、钙、镁、锌、硒等营养元素，可为心血管病患者供给各种营养。鲈鱼中含铜，有助于保护心脏，维持脑及神经系统的正常功能。

泥鳅

泥鳅有清热利湿、壮阳补肾、补血益气、止虚汗等功效，有"水中人参"的美誉。其含有丰富的蛋白质、脂肪、碳水化合物、矿物质以及多种维生素等，尤其适合身体虚弱、营养不良、体虚盗汗、脾胃虚寒等人群食用。其含有的不饱和脂肪酸，有助于防止动脉粥样硬化。

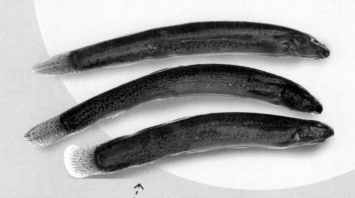

泥鳅高蛋白、低脂肪，有助于降脂、降压，特别适合老年人食用。

虾

多吃虾能增强人体的免疫力，可补肾壮阳、抗早衰、镇静安神。虾的营养丰富，富含优质蛋白质和钙，且肉质松软，易消化，特别适合身体虚弱和病后需要调养的人。富含的镁，对心脏活动具有重要的调节作用，有助于保护心血管系统，减少血液中胆固醇含量，防止动脉粥样硬化，同时还能扩张冠状动脉，有利于预防高血压及心肌梗死；含有的虾青素有助于消除体内的脂质过氧化反应。

虾为发性食物，染有宿疾者、上火之时不适合食用。

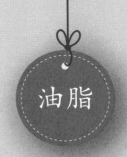

油脂

橄榄油

　　橄榄油中的抗氧化剂可防止血管被氧化，保持血液正常流动。橄榄油所含单不饱和脂肪酸，能抗动脉粥样硬化，有助于降压，还能降低血液黏稠度，预防血栓形成，防止冠心病，减少心脑血管疾病的发生。

玉米油口味清淡，不易产生油腻感，可长期食用。

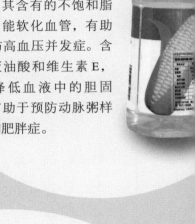

玉米油

　　玉米油具有开胃助消化、降血脂、利尿降压的作用。其含有的不饱和脂肪酸，能软化血管，有助于预防高血压并发症。含有的亚油酸和维生素 E，能够降低血液中的胆固醇，有助于预防动脉粥样硬化和肥胖症。

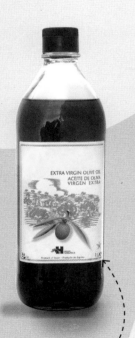

纯正的香油呈红铜色，质清澈。

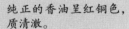

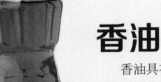

香油

　　香油具有补血、润肠、生津、养发等功效，含有的不饱和脂肪酸可促进胆固醇代谢，有助于清除动脉血管壁上的沉积物；含有的维生素 E 有利于保持细胞膜的功能和弹性，对保护血管有非常好的效果。

橄榄油适合凉拌和炒菜，但不适合煎炸食物。

葵花籽油

　　葵花籽油颜色金黄、澄清透明、气味清香，含有多种维生素，并富含不饱和脂肪酸——亚油酸，还含有植物固醇、磷脂、胡萝卜素等营养成分。其中亚油酸具有调节新陈代谢、维持血压平衡、降低血液中胆固醇的作用。其含有的磷脂，能防止血清胆固醇升高，防止动脉粥样硬化和血管疾病的发生。

质量好的大豆油清澈透明，且无沉淀物，无豆腥味。

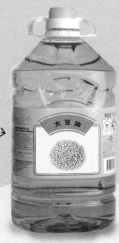

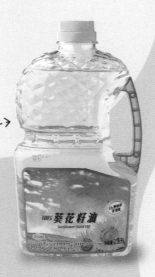

葵花籽油烹饪时烟点很高，可以避免油烟对人体的危害。

大豆油

　　大豆油又称黄豆油，有驱虫润肠的功效。含有的亚油酸，能减少人体内胆固醇含量，有助于抑制心肌、肝脏、主动脉中的脂类沉淀，预防心脑血管疾病；含有的磷脂和维生素，可以安定神经，促进大脑生长发育，有助于降低血脂和血清胆固醇。

菜籽油

　　菜籽油具有一定的软化血管、延缓衰老的功效。主要成分有油酸、亚油酸、亚麻酸等。菜籽油中多是不饱和脂肪酸，有助于软化血管，预防高血压并发症。菜籽油的胆固醇含量少，所以控制胆固醇摄入量的人可以适量食用。

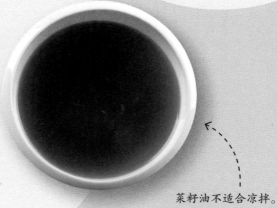

菜籽油不适合凉拌。

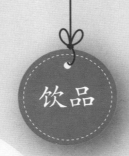

饮品

葡萄酒

葡萄酒具有驻颜、暖腰肾、除烦解渴、降血压、舒筋活血的功效。

葡萄酒能使血中的高密度脂蛋白升高，而高密度脂蛋白的作用是将胆固醇从肝外组织转运到肝脏进行代谢，所以有助于降低胆固醇含量，防治动脉粥样硬化。葡萄酒中的多酚物质，还有助于抑制血小板凝集，防止血栓形成。

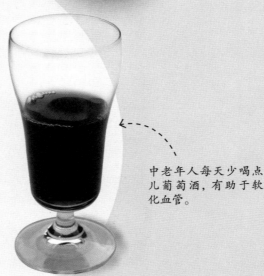

中老年人每天少喝点儿葡萄酒，有助于软化血管。

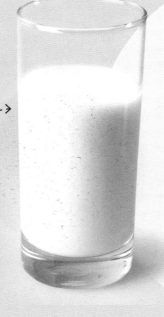

牛奶高蛋白、低热量，适合肥胖者和中老年人饮用。

脱脂牛奶

脱脂牛奶具有补虚损、益肺胃、生津润肠的功效，含有优质蛋白质、碳水化合物、B族维生素、钙等营养素。优质蛋白质既可清除血液中多余的钠，同时又能增强血管弹性，降低心肌张力，起到保护心脏功能的作用。脱脂牛奶中的乳清酸既能抑制胆固醇在血管壁上沉积，又可抑制胆固醇合成酶的活性，减少胆固醇的产生。

绿茶

绿茶具有提神醒脑、振奋精神、增强免疫力、消除疲劳等作用，富含维生素 K、维生素 C、茶多酚等营养元素。茶多酚里的儿茶素可降低血清总胆固醇含量，有助于舒张血管，从而达到降压目的；茶碱有助于减少体内脂肪堆积。

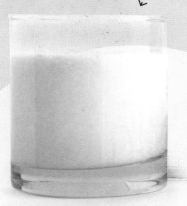

有胃酸、胃溃疡的患者不宜多喝酸奶。

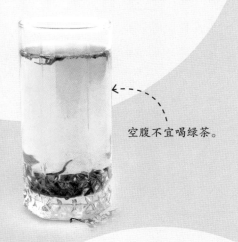

空腹不宜喝绿茶。

酸奶

酸奶具有生津止渴、补虚开胃、润肠通便、降血脂等功效。酸奶含有的乳酸菌，容易被人体吸收，对预防和改善心脑血管疾病有一定的作用。心血管疾病患者可根据个人情况选择脱脂酸奶。

豆浆

豆浆有健脾养胃、补虚润燥、清肺化痰、通淋利尿、润肤美容之功效，含有丰富的植物蛋白和磷脂，还含有维生素 B_1、维生素 B_2 和烟酸。植物蛋白和磷脂，有助于降低胆固醇的吸收，并使之排出体外，保护心血管健康。B族维生素有助于促使碳水化合物作为能量被消耗掉，辅助能量代谢，减少脂肪堆积。

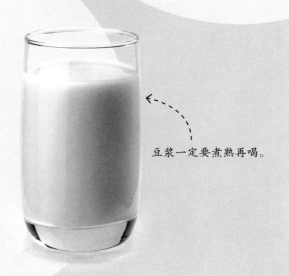

豆浆一定要煮熟再喝。

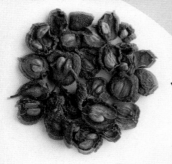

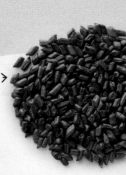

中药

胃酸分泌过多者慎食山楂。

三七能活血化瘀，所以孕妇慎用。

山楂（干品）

　　山楂性微温，味酸、甘，有消食健胃、行气散瘀、降脂强心的作用，适合心脑血管疾病患者服用。

　　山楂有助于防治动脉粥样硬化，扩张血管，降低心肌耗氧量，起到强心、预防心绞痛的作用。

三七

　　三七性温，味甘、微苦，有散瘀止血、消肿定痛的功效。三七中含有的特殊成分有活血作用，有助于扩张血管，增加冠状动脉血流量，抑制血栓形成，抗血小板聚集，并有助于溶解已形成的血栓。

阴虚火旺者慎服。

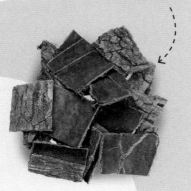

气虚便溏者不宜服用。

杜仲

　　杜仲性温，味甘、微辛，具有补肝肾、壮腰膝、强筋骨的功效。杜仲能降低血压，并能改善头晕、失眠等症状，同时能减少体内脂肪含量，恢复血管弹性，在防治血管硬化、冠心病等方面均有疗效。

决明子

　　决明子性微寒，味苦、甘、咸，有清热明目、润肠通便的功效，能改善脑卒中引起的头痛、眩晕等症状。决明子还具有降压、抗菌和降低胆固醇的作用。

丹参

丹参性凉，味苦，具有活血祛瘀、止痛、凉血消痈、清心除烦、养血安神的功效。对于心肌缺血引发的心绞痛有明显改善作用。丹参有助于扩张冠状动脉，增加冠状动脉血流量，改善心肌缺血，促进心肌损伤的恢复，缩小心肌梗死范围，降低血液黏稠度，抑制血小板聚集，对抗血栓形成。

服用抗凝药物的患者慎用丹参。

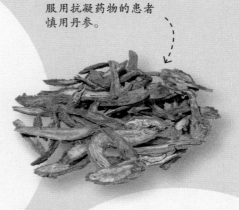

菊花

菊花性凉，味苦、甘，其疏散风热、平抑肝阳、清热解毒的功效，有助于改善因肝阳上亢引起的眩晕、头痛的症状。

菊花有助于扩张冠状动脉、改善心肌缺血。

气虚胃寒、食少泄泻者慎用。

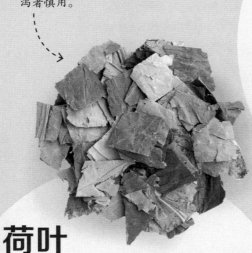

荷叶

荷叶性平，味苦、涩，具有清心解暑、散瘀止血、消风祛湿的功效。长期服用能降低出血性脑卒中的发生率。

荷叶中的有效成分能分解体内的脂肪，并使之排出体外。荷叶中的维生素 C、多糖等，能降血压、降血脂，对心肌梗死、肥胖者有一定的保健作用。

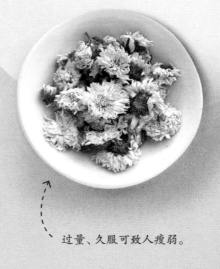

过量、久服可致人瘦弱。

玉米须可直
接泡水喝。

孕妇及月
经过多者
慎用红花。

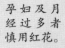

玉米须

　　玉米须性平，味甘，有利尿、
降压、利胆和止血等保健作用。
高脂血症、高血压、高血糖患者
用玉米须煮水喝，有助于降血脂、
降血压、降血糖。

红花

　　红花性温，味辛，有活血通经、
祛瘀止痛的作用，有助于改善血管内
环境、减少血栓形成。

　　红花有助于增强心脏的泵血功
能，增加心输出量，提高全身组织细
胞的新陈代谢，增强抗病能力；其
扩张血管的作用，有助于降低血压。
此外，红花能缓解缺血性脑卒中的症
状，对脑梗死有很好的防治作用。

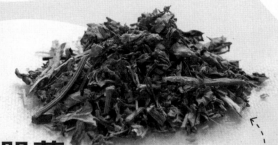

外邪实热，脾
虚有湿及泄泻
者忌服。

绞股蓝

　　绞股蓝性寒，味苦，具有降血
脂、调血压、促睡眠、消炎、解毒、
止咳祛痰等作用。绞股蓝在缓和脑
血管及外周血管阻力的基础上，有
助于增强心脑活力，增加冠状动脉
血流量，缓和动脉粥样硬化，减少
血栓形成，对于预防心脑血管疾病
有一定的作用。

腹胀腹泻或便
秘者不宜多用。

枸杞子

　　枸杞子性平，味甘，有滋补肝肾、
益精明目的功效。枸杞子能促进胰岛
素分泌，对降血糖有一定的作用；其
所含的甜菜碱可降低总胆固醇含量，
有助于减少血管内胆固醇的沉积。

黄芪

黄芪性微温，味甘，具有健脾补中、益卫固表的功效。黄芪不仅具有增强机体免疫功能、调节血糖含量的作用，还有助于扩张冠状动脉，改善心肌供血的进程，对于高血压、缺血性心脏病患者有良好的疗效。

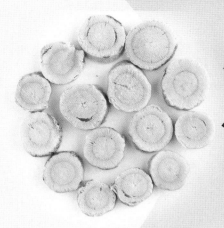

阴虚阳亢、食积停滞者禁服。

五味子

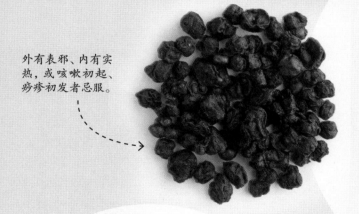

外有表邪、内有实热，或咳嗽初起、痧疹初发者忌服。

五味子性温，味酸，能提高心脑血管疾病患者的睡眠质量。五味子有助于加强和调节心肌细胞和心脏、肾脏小动脉的能量代谢，改善心肌的营养和功能，能增加心输出量，起到扩张血管、降低血压的作用，对预防心脑血管疾病有良好的作用。

西洋参

西洋参性凉，味甘、微苦，所含的人参皂苷和矿物质，有助于扩张血管，保护心肌细胞和心血管系统，降低血压。心脑血管疾病患者食用西洋参，可以提高患者的免疫能力，对抵抗心脑血管疾病有一定的作用。

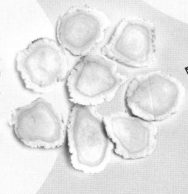

体质虚寒、腹部冷痛及腹泻者不宜服用西洋参。

建议慎食食物

 蔬菜 | 酸菜

钠摄入过多，可能引发高血压及其他心脑血管疾病。

 雪里蕻

糖尿病患者易并发眼疾，雪里蕻性温，久食则易积温成热，会加重眼疾。

 水果 | 水果蜜饯

钠含量高，对血管不利。

 榴莲

糖分和脂肪含量均较高，肥胖、高血压、糖尿病患者不宜多吃。

 水产 | 鱿鱼

含大量胆固醇，多食易导致动脉粥样硬化。

 鱼籽

胆固醇、钠含量高，会影响血脂、血糖、血压水平。

 主食 | 油饼

油脂含量高，高脂血症患者、糖尿病患者、肝肾功能不全者不宜食用。

 油条

高油脂、高热量、高钠，心脑血管疾病患者不宜食用。

 肉蛋 | 肥肉

含有较多的饱和脂肪酸，易使身体肥胖，血脂升高，导致动脉粥样硬化。

 猪肝

胆固醇含量高，会增加体内胆固醇含量，加重脂质代谢紊乱。

 油脂 | 黄油

高热量、高脂肪、高胆固醇，会增加血液中的血脂浓度，提升餐后血糖水平。

 棕榈油

饱和脂肪酸含量高，会导致胆固醇、甘油三酯、低密度脂蛋白升高。

　　心脑血管疾病患者饮食中要限制摄入过多的热量、脂肪、胆固醇，忌食高汤、忌过量饮酒、忌高盐饮食。在烹调食物时，应该尽量避免油炸，较适宜的方法是蒸和炖。

辣椒
辛辣的味道会刺激血液循环，可能会加重因心脑血管疾病而出现的心慌、心悸症状。

咸菜
含盐、亚硝酸盐比较高，长期食用对身体不利。

荔枝
性温，吃多了容易上火，血糖高、血压高的人少食。

河蟹
胆固醇含量高，"三高"人群宜少食或不食。

墨鱼
胆固醇含量高，心脑血管疾病患者不宜大量食用。

方便面
热量高、油脂高，食用后容易引起血压、血脂升高。

蛋糕
糖分高、热量高，不利于高血压、高脂血症患者食用。

月饼
热量高、糖分高、脂肪高，会增加体内脂肪含量。

腊肉
高脂肪、高钠，不适合高血压、高脂血症患者食用。

炸鸡
高热量、高脂肪，会使胆固醇升高。

鸡心
高胆固醇、高脂肪，会影响血糖水平。

牛油
含有的饱和脂肪酸比较高，多吃易引发高脂血症。

猪油
含有较多胆固醇和饱和脂肪酸，过量食用会升高血脂，导致心脑血管疾病高发。

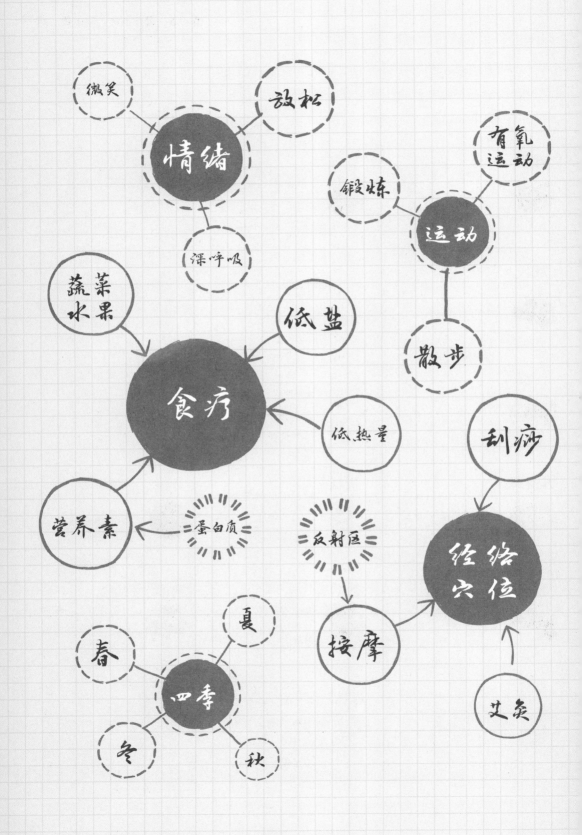

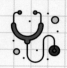
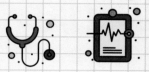

第四章
运动强韧血管

生命在于运动，保持健康的身体，离不开运动。同样，健康的血管也需要运动。平时经常不运动，人就容易得心脑血管疾病。所以要适度运动，科学锻炼，提高免疫力。

小腿是血液循环的"水泵"

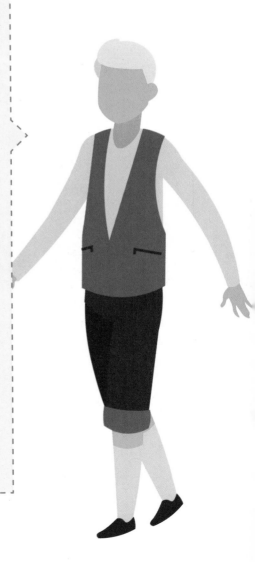

　　通过行走，可以让腿部的血液顺畅回流到心脏，使本来只能依靠心脏的搏动艰难进行的血液循环受益。在这里，最功不可没的就是小腿肌肉。

　　在行走的时候，足筋腱进行着反复的收缩和扩展的动作，小腿肌肉也随之进行伸展和收缩。小腿肌肉的伸展和收缩就像水泵一样，把通过动脉输送到腿部的血液，又经静脉送回到心脏。在我们的身体里，心脏就是用水泵的原理使得全身血液循环的脏器。而小腿肌肉也是通过这一原理促进血液循环的。因此，可以说小腿肌肉是人体的"第二心脏"。小腿肌肉的发达程度可以与心脏相媲美。

　　只依靠心脏的水泵动力，把血液供应到全身是非常困难的，得益于小腿这一助手，血液循环才能够进行得更有效。行走是治疗血液循环障碍很有效的方法之一，在这里，小腿肌肉起主导作用。走路不仅是为了移动或进行有氧运动，还会对血液循环起到很重要的作用。

多大的运动量比较适宜

不常锻炼的人不要突然大量运动

现在的心脑血管疾病患者中，不乏年轻人，这些人平时长期工作紧张，身体超负荷运转，疾病已悄然而至，蓄势待发，一旦激烈运动，超出身体承受能力，就容易发生意外。

 如何计算适合自己的运动量

正确的做法是，每周坚持两三次运动，每次持续 1 小时左右。运动以有氧运动为佳，如快走、慢跑、游泳、骑自行车等（无氧运动主要指力量训练，如举重、角斗等）。那么运动强度多大比较合适呢？

判定运动强度的公式如下：

最大心率	220—实际年龄
最低心率	（最大心率—安静心率）×0.6+ 安静心率
最高心率	（最大心率—安静心率）×0.8+ 安静心率

如果运动后测得心率介于最高与最低心率之间，那么说明此次运动强度适当。例如：一位 60 岁的老年人，他的安静心率是 80 次 / 分，那么最大心率就是 220 — 60=160 次 / 分，那么最高心率为 144 次 / 分，最低为 128 次 / 分，运动后心率低于 128 次 / 分则表示运动强度太低，达不到运动效果，心率超过 144 次 / 分则表示运动强度太高，可能会导致意外发生。此外，在运动后，有点儿喘、微微流汗、仍可讲话而不累，就表示此次运动强度适当。若活动后气喘吁吁，大汗淋漓，明显感到疲乏，就说明此次运动量过大了。

运动应注意的事项

运动固然对心脑血管疾病患者有好处，但运动不当，给心脑血管疾病患者带来的危害也屡见不鲜。因此，心脑血管疾病患者在运动时，必须注意以下几点问题。

1

运动前不宜饱餐。

因为进食后人体内血液供应需重新分配，流至胃肠帮助消化的血量增加，而心脏供血相对减少，此时运动易引起冠状动脉相对供血不足，从而引发心绞痛。

2

运动要循序渐进，持之以恒，平时缺乏运动者，不要突然从事剧烈的运动。

3

运动后避免马上洗热水澡。因为全身浸在热水中，必然造成广泛的血管扩张，使心脏供血相对减少。

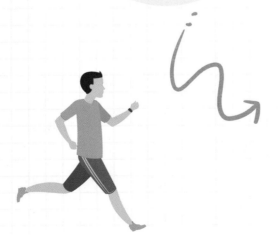

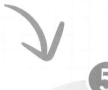

4

运动时应避免穿得太厚，影响散热，导致心跳加快。心跳加快会使心肌耗氧量增加。

5

运动前后避免情绪激动。精神紧张、情绪激动均会使血液中儿茶酚胺增加，降低心室颤动的阈值。加上运动有诱发室颤的危险，因此，对于心绞痛发作3天之内，心肌梗死发作半年之内的患者，不宜做比较剧烈的运动。

6

运动后避免吸烟。有些人常把吸烟作为运动后的一种休息方式，这是十分有害的。因为运动后心脏有一个易损期，这时吸烟易诱发心脏出现意外。

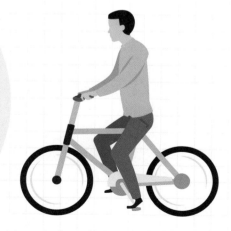

动一动，身体自然就好

散步

　　脚后跟处有一个叫足筋腱的筋，是我们人体中最强劲的筋之一，其结构适合人类进行奔跑活动。跑步能够加强心肺功能，促进血液循环，改善自主神经功能，提高免疫力。适量的行走也有同样的功效，经常走路可改善腿部血液循环。

　　散步之前，应该使全身自然放松，可以适当地活动一下肢体，调匀呼吸，保持呼吸平静而和缓，然后再从容地迈开步伐。正如古人所说："欲步先起立，振衣定息，以立功诸法徐徐行一度，然后从容展步，则精神足力，倍加爽健。"可见，全身放松是增加散步锻炼效果的重要步骤。身体拘束而紧张，筋骨则不得松弛，动作必然僵滞而不协调，肌肉、关节也不会得到放松，这样就达不到锻炼的目的。

　　散步时，宜从容和缓，不宜匆忙，更不宜思虑过多。"须得一种闲暇自如之态"，百事不思，这样可以使大脑消除疲劳，益智养神。悠闲的情绪，愉快的心情，不仅可以提高散步的兴致，也是散步养生的一个重要条件。

　　散步时，步履宜轻松，犹如闲庭信步之态，周身气血方可调达平和。唐代医学家孙思邈即主张"行不宜疾"。这种步法，形虽缓慢，但在轻松缓慢之中，气血畅达，百脉流通，内外协调，是其他剧烈性运动所不及的，可取得较好的锻炼效果，对年老体弱之人及慢性病患者尤其适合。

　　散步宜循序渐进，量力而为。《老老恒言》说："居常无所事，即于室内时时缓步，盘旋数十匝，使筋骸活动，络脉乃得流通，习之既久，步可渐至千百……偶尔步欲少远，须自揣足力，毋勉强。"意思是说，散步要根据体力，循序渐进，量力而行，做到形劳而不倦，勿令气乏喘吁，对于年老体弱及身怀有疾之人，尤当注意。对于身体强健之人，也应注意，不可过累，过累则耗气伤形，不仅达不到锻炼目的，反而于身体有害。

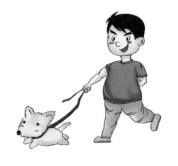

徒手健身操

　　头脑发沉或肩膀发硬、发酸时，我们习惯性地转动脖子或拉伸头部，就在这短短的几秒钟内，僵硬的血管得到了舒缓。通过几个简单的动作，可促进身体舒展和血液循环，对于防治心脑血管疾病大有裨益。

站立压腹

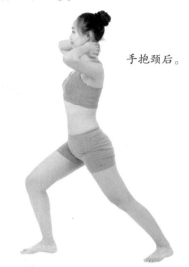

手抱颈后。

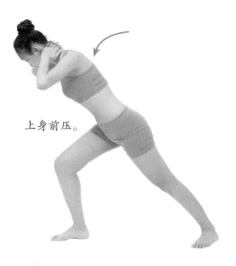

上身前压。

动作一：弓步，手抱颈后，身体后仰。

动作二：上身前压，呼气。
动作三：恢复到动作一。

团身起坐

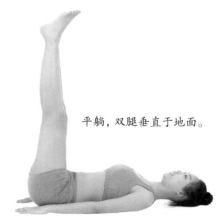

平躺，双腿垂直于地面。

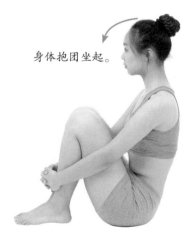

身体抱团坐起。

动作一：平躺，举双腿与地面垂直。

动作二：双手抱腿，坐起。头部和腿部尽量收紧。
动作三：恢复到动作一。

仰卧举腿

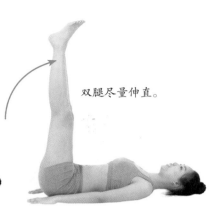

双腿尽量伸直。

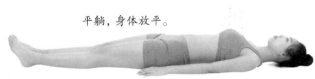

平躺，身体放平。

动作一：平躺，腿部放平，下腹收紧。

动作二：举腿与地面垂直。
动作三：恢复到动作一。

坐姿收腹

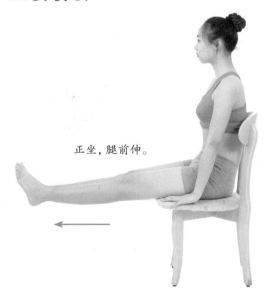

正坐，腿前伸。

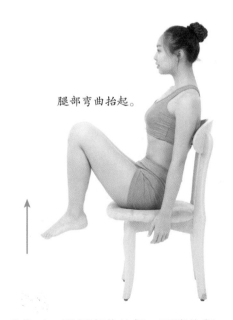

腿部弯曲抬起。

动作一：坐姿，双腿抬起前伸。

动作二：腿部弯曲抬起，下腹收紧。
动作三：充分打开，恢复到动作一。

侧卧收腹

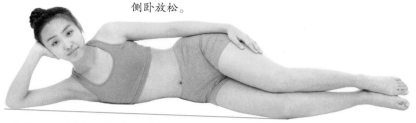

侧卧放松。

动作一： 侧卧，手撑于头侧部。

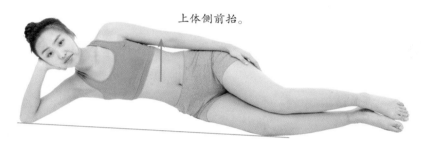

上体侧前抬。

动作二： 腿部弯曲，上体侧前抬。
动作三： 恢复到动作一。

四肢抬起

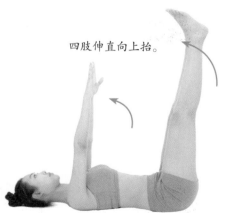

四肢伸直向上抬。

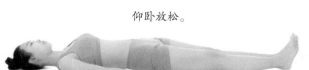

仰卧放松。

动作一： 仰卧，身体自然放松。

动作二： 四肢伸直，同时用力上抬。
动作三： 恢复到动作一。

活动脚腕

　　因为人类的直立行走，腿部的静脉血管向重力相反方向流动，所以，腿部的毛细血管会遇到很大的阻力。而静脉的血液循环畅通了，毛细血管的血液循环才能畅通。脚腕、小腿的水泵动作是重复小腿肌肉的收放动作，可以帮助静脉的血液循环。

身体平躺放松。

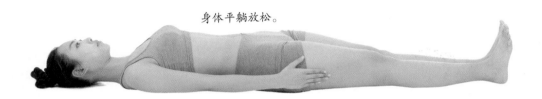

　　动作一： 先舒服地平躺下，摆立正姿势。

手腕、脚踝抬起。

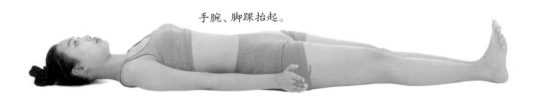

　　动作二： 伸直手指，手腕向手背方向抬起，脚踝也同时向脚背方向立起。

手腕、脚踝绷直。

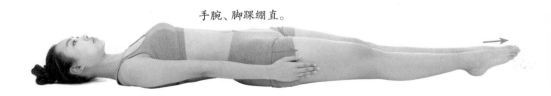

　　动作三： 再把脚踝和手腕绷直。
　　这个动作反复多次，可促进腿部静脉血液循环。若把腿斜靠在墙上，效果会更好。原地踏步也可改善腿部的血液循环。

手指操

　　有个成语叫"十指连心"，最初的意思指的是每一根手指都有经络连通到大脑和心脏。所以经常运动手指，可以锻炼大脑和心脏。坚持做这套手指操后，睡眠质量可以明显改善。中医的经络学说认为，人体共有 12 条正经，其中有 6 条是从手指通向全身的，对全身气血的流通运行有重要影响。同时，中医认为，心主血脉、主神志。意思是在正常的生理情况下，人的心气强健，气血运行通畅，其心脑血管疾病的发病率就会降低。手指操的基本招式如下（做的时候，最好能宁心静立，闭目养神）。

动作一：旋腕 放松十指，十指互叉。以腕带手，顺时针转 60 下，再逆时针转 60 下。		
动作二：按指 指尖相对，形如握球。轻按挤压，指根相触。反复做 60 下。		
动作三：拔指 右手握住左手拇指，用力拔出，再拔食指、中指、无名指、小拇指，反复做 12 次。然后换手，同样反复 12 次。		
动作四：拔宣经脉 右手食、中两指，夹住左手拇指，用力拔出。再拔食指、中指、无名指、小拇指，反复做 12 次。然后换手，同样反复 12 次。		
动作五：轮旋拇指 双手微展，十指互叉，双手拇指互为追随绕圈，先顺时针转 60 下，再逆时针转 60 下。		

动作六：轮握四指 　　双手微展，四指握拳，先收拢小拇指，再将无名指、中指、食指，呈扇形收拢。反复做 60 下，左右手同时做。	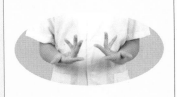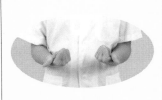
动作七：放松 双手微展，十指放松相对，形如握球，双掌轻压，反复60 下。	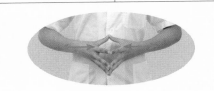

半蹲法

　　大家都知道太极拳的养生功效是很好的。对于心脑血管不好的人来说，练习太极拳十分有益，但有一些人因为记不住动作或体质虚弱等原因，练习一整套太极拳会有些困难，那么不妨只练练半蹲法。

　　半蹲法其实就是将太极拳中的起势和收势简化。重复练习可以促进全身血液循环，让气血更顺畅；小腿是心脏的"水泵"，这个动作可以强健小腿肌肉力量，从而增强体质，保护血管。动作一、动作二循环做 10~30 组，每天 1 次。

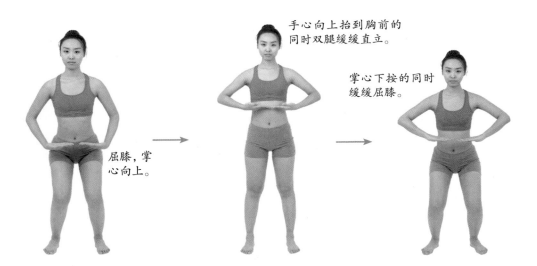

屈膝，掌心向上。

手心向上抬到胸前的同时双腿缓缓直立。

掌心下按的同时缓缓屈膝。

动作一：两脚开立与肩同宽，双腿屈膝似扎马步，双手掌掌心朝上屈于身前；吸气，双腿慢慢伸直，同时双手向上，感受手心似有气催动。

动作二：呼气，双腿慢慢屈膝，同时双手翻掌向下，感受气向下沉淀，回到动作一。

呼吸吐纳法

中医认为，心脑血管疾病是属于气血方面的疾病，多半由气虚、血虚造成血液运行不畅、血液量不足所导致。正所谓气能行血、生血，血能载气，气行血则行，气滞血则凝。调节呼吸，能使气血通畅、经络通畅，可有效预防心脑血管疾病。呼吸吐纳法的动作如下：

①身体自然站立，两手下垂，目视前方，周身放松。

②两脚分开，与肩同宽或略宽，双脚呈八字形。

③手由身前平行上举，掌心向下，同时轻轻吸气。

④当两手上举至与肩同高时，脚跟上抬，同时两手外翻，掌心相对，并继续上举。

⑤当两手掌心相对上举至头顶时，脚跟继续上抬，头轻微上扬，目视前上方。两手保持掌心相对，向两侧分开，类似扩胸运动。

⑥当气吸满时，一边轻轻呼气，一边慢慢下降脚跟，同时两手保持掌心相对慢慢合拢，头亦慢慢恢复向前平视。

⑦当两手合拢至头顶时，两手由掌心向下继续下按，同时轻轻呼气，继续下降脚跟。

⑧当两手下按至肚脐时，脚跟着地，此时两手手指交叉，轻轻弯腰继续下按。

⑨当两手下按至最低处时，呼气亦同时结束。此时，保持两手交叉状态，轻吸气，同时慢慢抬起身体。身体直立后，两手分开自然下垂，恢复到开始练习的姿态，然后轻轻地做几个短的小呼吸调和一下，继续下一个循环。

做这套呼吸吐纳法要持之以恒，坚持练习，并注意循序渐进，刚开始做的时候，动作幅度不宜过大，呼吸吐纳次数也不宜过多。动作要舒缓、放松，僵硬的动作不仅会降低练习效果，甚至可能拉伤胸膈肌。

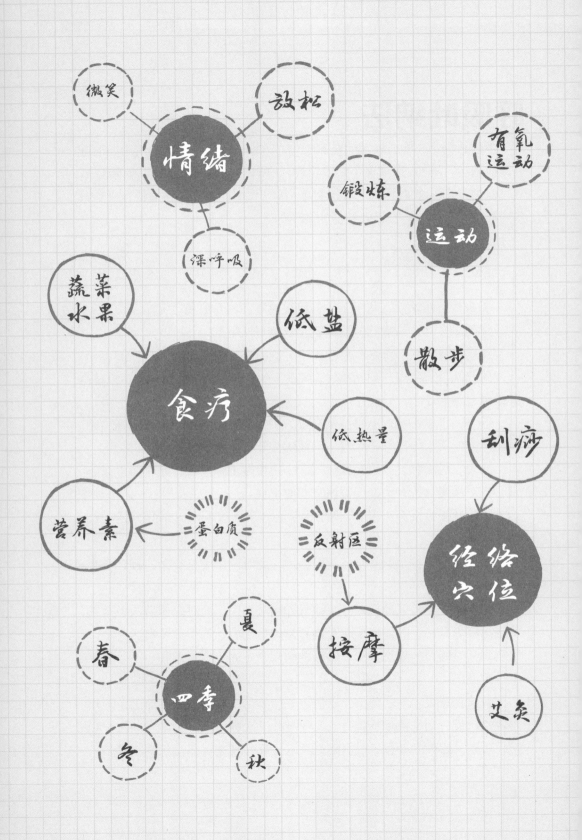

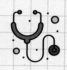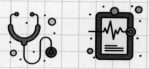

第五章

揉揉按按，畅通血管

中医认为，经络是运行气血、联系脏腑和体表及全身各部的通道，是人体功能的调控系统。合适的经络穴位疗法有助于气血顺畅运行，从而使血管畅通健康，所以学会一些经络穴位疗法，平时多揉揉按按，也可以很好地疏通血管，防治心脑血管疾病。

按摩 上肢、颈部穴位

上肢、颈部有许多穴位与心脏、头脑相连，选择合适的穴位经常刺激可以保养血管、调节脂质代谢、宽胸理气、降血压、减少胸口疼痛等。

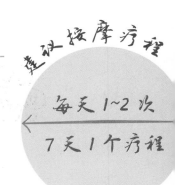

建议按摩疗程

每天1~2次

7天1个疗程

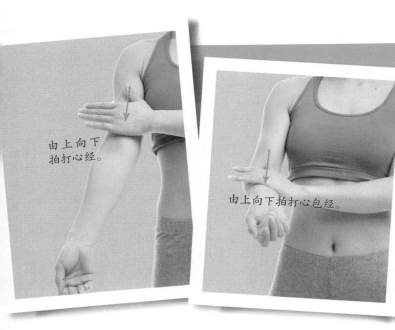

由上向下拍打心经。

由上向下拍打心包经。

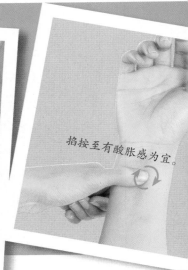

掐按至有酸胀感为宜。

1 心经

拍打心经，可有效缓解心脏所受的不必要的压迫，使心脏的功能得到正常的发挥。循着心经走向，由上向下拍打，每次3分钟左右。

2 心包经

拍打心包经可使血液流动加快，增强心脏力量。循着心包经的走向，由上向下拍打，每次3分钟左右。

3 内关穴

掐按内关穴可以帮助降低血压，缓解高血压引起的头晕头痛。用拇指指尖垂直掐按2~3分钟，以有酸胀、微痛的感觉为宜。

快速取穴

内关穴： 从腕横纹向上 3 横指，两索状筋之间。

曲泽穴： 肘微弯，肘弯里可摸到一条大筋，其内侧横纹上可触及凹陷处即是。

风池穴： 正坐，后头骨下两条大筋外缘陷窝中，与耳垂齐平处即是。

太阳穴： 眉梢与目外眦连线中点向后 1 横指，触及一凹陷处即是。

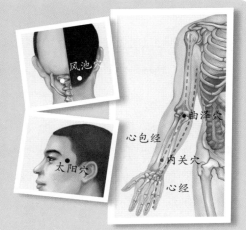

风池穴

太阳穴

曲泽穴

心包经

内关穴

心经

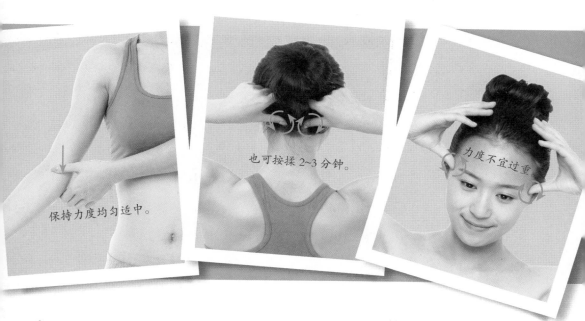

保持力度均匀适中。

也可按揉 2~3 分钟。

力度不宜过重

4 曲泽穴

按摩曲泽穴可以清热除烦、舒筋活血，改善微循环，防止血管堵塞。用拇指指尖掐按 2~3 分钟，有酸胀、微痛的感觉为宜。

5 风池穴

刺激风池穴能调节头部气血，增加血氧饱和度，改善椎基底动脉供血，从而起到双向调血压的作用。双手拇指按揉双侧的风池穴，旋转按揉 32 圈。

6 太阳穴

太阳穴处血管分布相当丰富，因此构成了众多的颅内出血来源。经常按摩太阳穴有助于血液循环，舒缓神经。双手拇指按揉双侧的太阳穴，旋转按揉 32 圈。

下肢、足部穴位

　　经常按摩下肢和足部穴位，能显著刺激各部位的反射区，加快血液循环，提高新陈代谢能力，调节神经机能，对缓解心脑血管疾病有利。

每天1~2次
7天1个疗程

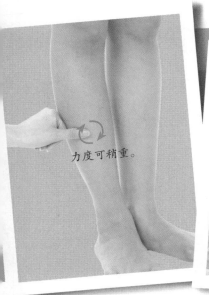

力度可稍重。

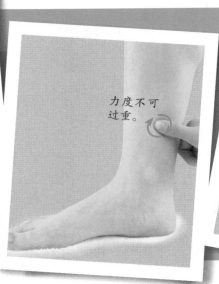

力度不可过重。

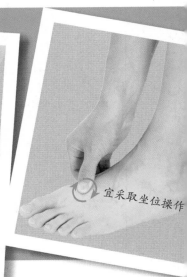

宜采取坐位操作

1 丰隆穴

　　按揉丰隆穴可降痰浊、化瘀血、泻热通腑，故可治疗由于痰浊瘀阻经络而致的高脂血症。用拇指指腹按揉2~3分钟，以有酸胀、微痛的感觉为宜。

2 三阴交穴

　　按揉三阴交穴有疏通经络、活血化瘀的功效，对血压有双向调节的作用。用拇指指腹按揉2~3分钟，以感觉酸胀为宜。

3 太冲穴

　　刺激太冲穴能促进体内微循环，调节内分泌平衡。用拇指指腹揉2~3分钟，力度要均匀，可由轻逐渐加重。

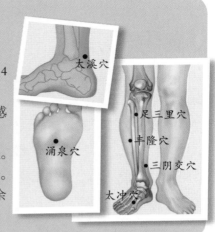

快速取穴

丰隆穴：在小腿外侧，外踝尖上8寸，胫骨前肌的外缘。
三阴交穴：正坐或仰卧，胫骨内侧面后缘，内踝尖向上4横指处即是。
太冲穴：足背，沿第1、第2趾间横纹向足背上推，可感有一凹陷处即是。
太溪穴：坐位垂足，由足内踝向后推至与跟腱之间凹陷处。
涌泉穴：足底前1/3处可见有一凹陷处，按压有酸痛感处。
足三里穴：站位弯腰，同侧手虎口围住髌骨上外缘，余四指向下，中指指尖处即是。

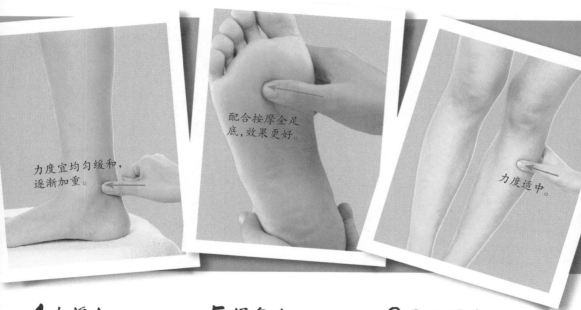

力度宜均匀缓和，逐渐加重。

配合按摩全足底，效果更好。

力度适中。

4 太溪穴

刺激太溪穴可调节机体的内分泌系统，还可辅助治疗高血压，缓解疲劳，滋阴补肾。用拇指反复按压，每次按压1~3分钟，力度适中，以有轻微酸胀感为宜。

5 涌泉穴

刺激涌泉穴能通过经络传递作用，调节机体神经系统，帮助扩张血管，促进皮肤血液循环，加快毒素排出，降低血液黏稠度。用拇指稍用力点按1~3分钟。

6 足三里穴

按压足三里穴能通经活络，使气血流畅无阻，心神得养，可辅助治疗高血压、失眠。用拇指指腹垂直按压3~5分钟，以有酸、麻、胀的感觉为宜。

胸腹部穴位

心血管疾病患者按摩胸腹部的穴位，不但可以保障心脏经络通畅和血液循环，同时还能够增强免疫力。

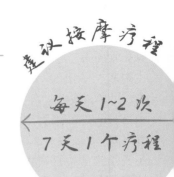

建议按摩疗程

每天 1~2 次

7 天 1 个疗程

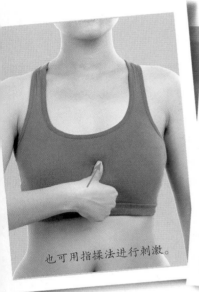

也可用指揉法进行刺激。

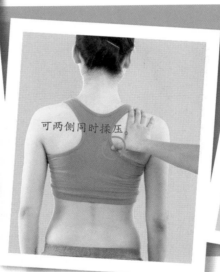

可两侧同时揉压

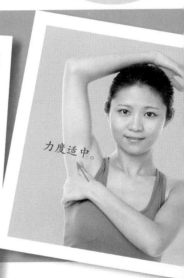

力度适中。

1 膻中穴

刺激膻中穴可顺畅气机、疏通血管，有助于缓解心悸、胸闷、心绞痛等。用拇指指腹按压膻中穴，每次1~3分钟。

2 心俞穴

刺激心俞穴具有宽胸理气、调养心脏的作用。用拇指指腹揉压2~3分钟。

3 极泉穴

对极泉穴进行按摩，可以把刺激传导到心脏，对高血压、动脉粥样硬化引起的冠心病有较好的效果。用拇指指腹按压极泉穴，每次1分钟。

快速取穴

膻中穴：仰卧位，两乳头连线中点，前正中线上。

心俞穴：肩胛骨下角水平连线与脊柱相交处，上推 2 个椎体，正中线旁开 2 横指处。

极泉穴：上臂外展，腋窝顶点可触摸到动脉搏动，按压有酸胀感处即是。

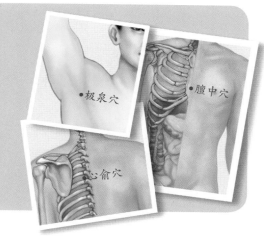

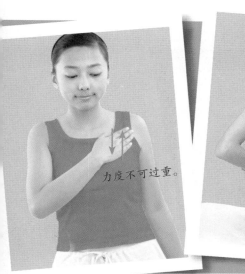

力度不可过重。

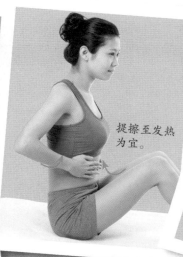

提擦至发热为宜。

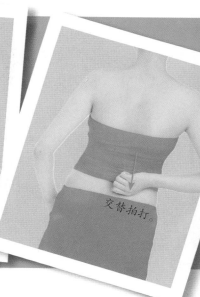

交替拍打。

4 抚摩胸口

　　站位或坐位，保持全身放松，用手掌对胸部和腹部进行上下交替推摩 1~2 分钟，力度不可过重，这对于胸闷、心绞痛、哮喘、气短等有很好的缓解作用。

5 深呼吸，双掌交错按摩胸腹

　　左右手交替按压在胁肋上，然后两手同时用力往上提擦至胸脯，不同的穴位都应该照顾到。同时还要保持深呼气，让胸廓尽量缩小，这样可以增强肺活量，改善心、肺功能。

6 两手交替、拍胸捶背

　　坐位或站位，先用右手掌拍打左胸脯，接着用右手反臂反拳来捶打后背，交替进行 1 分钟左右。可以刺激心脏，促进心脏血液循环。

常按"三脖"

手腕（手脖）、脚踝（脚脖）、颈项（脖子）在中医里可统称为"三脖"，经常对这三个部位进行按摩，可起到预防心脑血管疾病的作用。

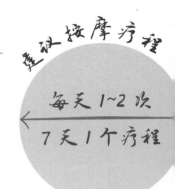

整体按摩疗程
每天1~2次
7天1个疗程

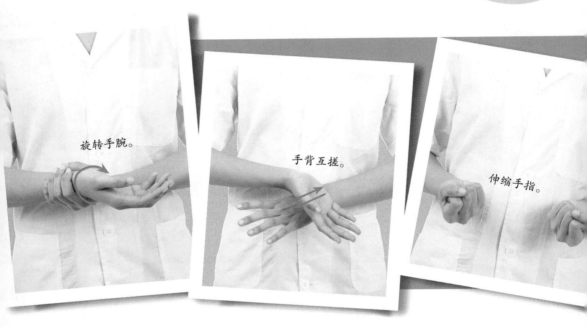

旋转手腕。

手背互搓。

伸缩手指。

1 按压手腕或做圆周运动

用一只手对另一只手的手腕进行旋转按压，或沿某一方向做圆周运动，能起到调理气血、畅通经脉的作用。

2 双手手背互相按摩

用双手手背进行相互按摩，或用双手交替对另一手腕周围进行捏按，可以缓解腕关节屈伸不利。

3 手指运动

经常做手指伸缩、互抓、互拍运动，可以促进血液流通到手指末梢，缓解手抖、手指僵硬等症状。

为什么要常按"三脖"

　　手腕被称为人的"第二心脑"，有 6 条经络从手腕处通过，包括心经、心包经、肺经、大肠经、小肠经、三焦经。做好手腕保健工作，能充分调动身体正气，使气血通畅，增强身体抵抗力。

　　脚踝处也有 6 条经络通过，包括肝经、脾经、肾经、胆经、膀胱经、胃经。经常活动脚踝，可通达元气，使血脉通畅，对养肾和养肝有很好的效果。

　　脖子是人体阴阳大脉通过的地方，也是脏腑重要经络通过之处。脖子两侧各有 6 条经脉经过，与身体中的胃经、胆经、小肠经、大肠经、膀胱经等经络相通。做好脖子的保健，能够使血脉通畅，并可有效预防颈椎病。

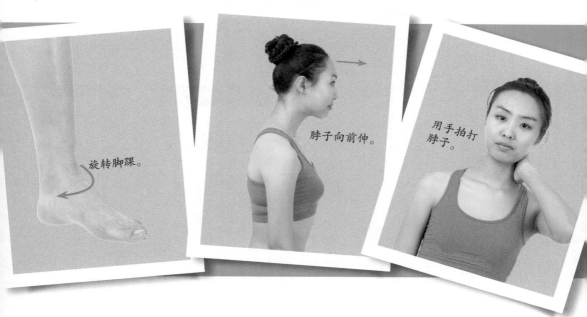

旋转脚踝。

脖子向前伸。

用手拍打脖子。

4 脚踝运动

　　对脚踝进行保健时，可多做脚踝屈伸、旋转等运动，还可用手按摩脚踝或脚趾。经常做这些运动，可促进血液循环，防止下肢血栓。

5 伸缩脖颈

　　进行前后伸缩脖子活动。前后伸缩为一组，每次做 16~32 组，可以起到预防脑血管堵塞的作用。

6 拍打后脑及脖子

　　用双手手掌轻拍后脖颈处，每次拍打数十下，以感觉舒适为宜，能预防头痛。经常用手拍打脖子左右两侧或左右摇头，有利于血脉的通畅。

刮痧

刮痧能够帮助疏通身体经络，有利于促进血液循环，帮助排出体内的毒素和垃圾，以达到净化血液的目的。所以，刮痧对于心脑血管疾病患者也有一定的好处。

建议刮痧疗程

3~5 天 1 次

10~20 次 1 个疗程

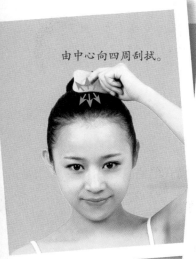

由中心向四周刮拭。

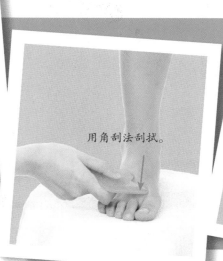

用角刮法刮拭。

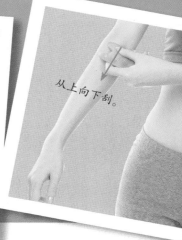

从上向下刮。

1 百会穴

在百会穴刮痧，可以减轻头昏、头痛等症状。用刮痧板从头顶百会穴呈放射状向四周刮至发际，重点刮拭百会穴 30~60 下。

2 太冲穴

在太冲穴刮痧可以疏肝理气、平肝降逆，不让肝气升发太过，缓解心烦。用刮痧板一角从上向下刮拭太冲穴 30~60 下。

3 曲池穴

在曲池穴刮痧可以疏通经络、清热凉血。用刮痧板从上向下刮拭曲池穴 30~60 下。

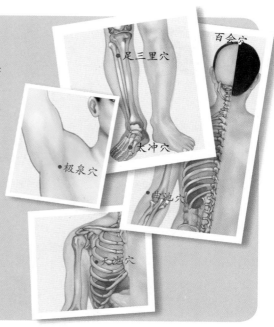

快速取穴

百会穴：正坐，两耳尖与头正中线相交处，按压有凹陷处即是。

太冲穴：足背，沿第1、第2趾间横纹向足背上推，可感有一凹陷处即是。

曲池穴：先找到尺泽穴和肱骨外上髁，其连线中点处即是。

足三里穴：站位弯腰，同侧手虎口围住髌骨上外缘，余四指向下，中指指尖处即是。

天池穴：自乳头沿水平线向外侧旁开1横指，按压有酸胀感处即是。

极泉穴：上臂外展，腋窝顶点可触摸到动脉搏动，按压有酸胀感处即是。

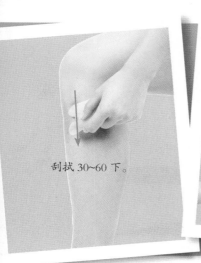

刮拭30~60下。

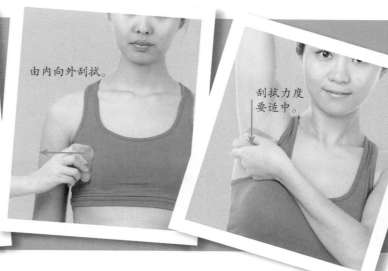

由内向外刮拭。

刮拭力度要适中。

4 足三里穴

刮拭足三里穴，可通经活络、疏风化湿、补中益气，调节机体免疫力，用刮痧板从上向下刮拭足三里穴30~60下。

5 天池穴

天池穴是心包经上的起始穴，刮拭它可以排除心包经上的浊气，有清心的作用，可以缓解胸闷、胸痛。用刮痧板沿肋骨方向刮拭天池穴30~60下。

6 极泉穴

极泉穴，是防治脑血栓和上肢不遂的要穴。用刮痧板轻柔地从上向下刮拭极泉穴30~60下。

艾灸

艾灸是用艾热刺激体表穴位或特定部位激发经气，从而调节人体紊乱的生理功能，达到防病治病的目的。艾灸能够疏通血管，对心脑血管等慢性疾病有很好的疗效。

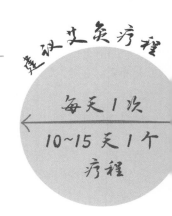

建议艾灸疗程

每天1次
10~15天1个
疗程

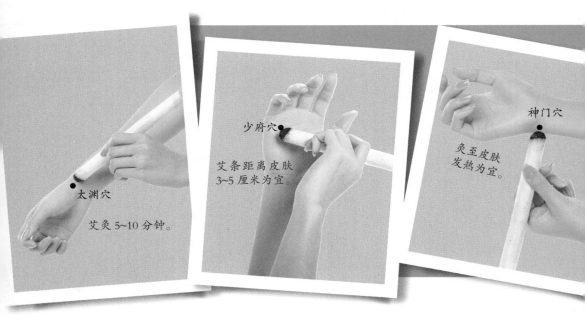

太渊穴
艾灸5~10分钟。

少府穴
艾条距离皮肤
3~5厘米为宜。

神门穴
灸至皮肤
发热为宜。

1 太渊穴

刺激太渊穴可治疗各种心脏虚弱和与动静脉有关的病症。点燃艾条，对准穴位，距皮肤3~5厘米，温和灸5~10分钟。

2 少府穴

少府穴是心经的荥穴，是气血聚集的地方。很多上火、内热之症可通过刺激此穴来缓解。点燃艾条，对准穴位，距皮肤3~5厘米，温和灸5~10分钟。

3 神门穴

刺激神门穴不仅能治疗心脏和脑神经方面的疾病，还能治疗消化系统的疾患。点燃艾条，对准穴位，距离皮肤3~5厘米，温和灸5~10分钟。

太渊穴：掌心向内，腕横纹外侧摸到桡动脉，其外侧即是。

少府穴：半握拳，小指切压掌心第1横纹上，小指指尖所指处即是。

神门穴：伸臂仰掌，腕掌侧横纹尺侧端，屈肌腱的桡侧缘。

悬钟穴：外踝尖直上4横指处，腓骨前缘处即是。

关元穴：在下腹部，正中线上，肚脐中央向下4横指处即是。

气海穴：在下腹部，正中线上，肚脐中央向下2横指处即是。

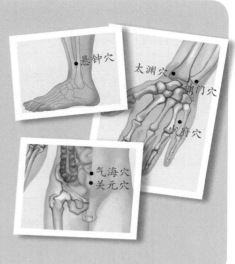

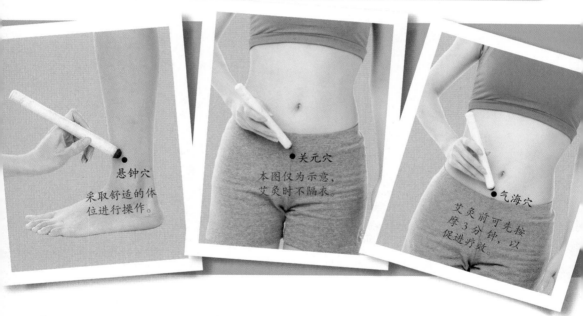

悬钟穴
采取舒适的体位进行操作。

关元穴
本图仅为示意，艾灸时不隔衣。

气海穴
艾灸前可先按摩3分钟，以促进疗效。

4 悬钟穴

刺激悬钟穴具有调节气血、舒筋活络、清热补气、舒肝益肾的功效。点燃艾条，对准穴位，距皮肤3~5厘米，温和灸5~10分钟。

5 关元穴

常灸关元穴可活血化瘀、补益肾气、填补肾精、延缓衰老。点燃艾条，对准穴位，距皮肤3~5厘米，温和灸5~10分钟。

6 气海穴

刺激气海穴能充盈气血，促进机体的新陈代谢。对准穴位，距皮肤3~5厘米，温和灸5~10分钟。

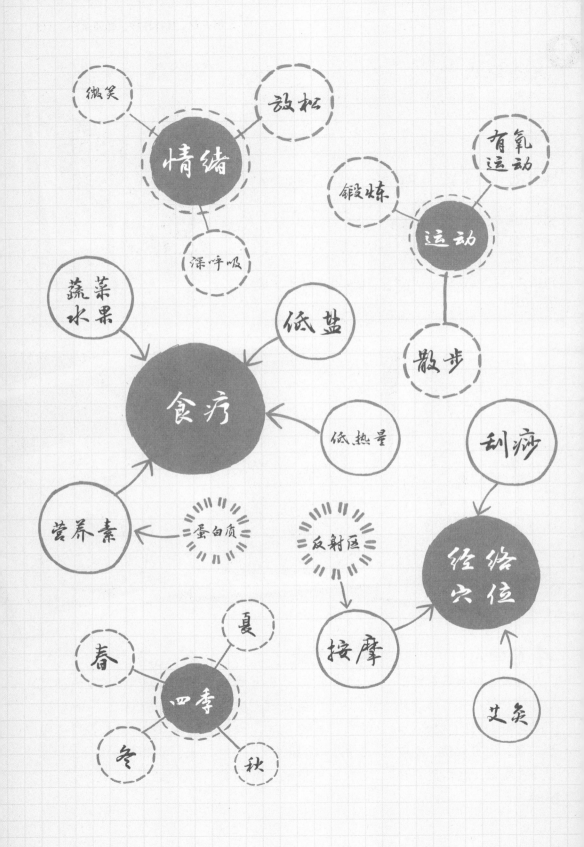

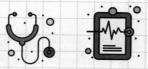

第六章
情志调养是一剂良药

"心病还需心药医"，古人早已认识到，人的情志活动对生理活动具有重要的影响。一份平和乐观的心情，比十服良药更能缓解生理上的疲惫和痛楚，心脑血管疾病也不例外。多多关注情绪变化，及时调整不良情绪，保持平和心态，可以防止多种疾病发生。

努力培养良好的情绪

　　人的情绪与机体的健康之间有着极其重要的关系，良好的情绪是人的精神与躯体健康的前提；反之，消极和不愉快的情绪会使人的心理失衡，导致精神活动失调，进而对机体健康产生十分不利的影响。

　　在烦恼或恐惧时，人的意志会变得薄弱，判断力、理解力都会降低，理智和自制力也容易丧失。烦恼不仅使我们的心灵饱受煎熬，同时还会摧毁我们身体的免疫力。流行病学的研究成果显示，过高的生活压力会导致高血压、高脂血症、糖尿病等疾病的发病率明显增加。

　　努力培养良好的情绪是获得健康的重要条件。要想获得平安、快乐的人生，可以从以下几方面入手：

　　培养幽默感：幽默感是有助于一个人适应社会的工具，往往可以使本来紧张的情绪变得比较轻松，使一个窘迫的场面在笑语中化解。学会幽默可以减轻心理上的挫折感，从而取得内心的安宁。幽默还是一种自我保护手段，幽默感强的人，体内新陈代谢旺盛，抗病能力强，可以延缓衰老。

　　增强愉快的生活体验：每一个人都有喜怒哀乐的生活体验，多进行积极向上的、愉快的体验，有助于克服不良情绪。

　　使情绪获得适当的表现机会：在情绪不安或焦虑时不妨找好朋友倾诉，或找心理医生咨询，甚至可以一个人面对墙壁倾诉胸中的郁闷。把想说的说出来，心情就会平静许多。

　　总之，请珍惜你的生命，不要用烦恼来折磨自己。只要我们活着，就要尽量保持乐观的情绪。

深呼吸，把烦恼呼出去

在诸多养生的方法中，深呼吸是尤为重要的一种。用腹部深呼吸，可以通过大静脉增强静脉内的环流，促进血液循环，使人体细胞得到更多的营养和氧气。慢慢地深呼吸有助于让静脉的血液更快地回到心脏里，从而加快血液循环的速度。

吸气的时候是交感神经在作用，呼气的时候是副交感神经在作用。慢慢呼气的时候，在副交感神经的作用下，身体会放松下来。越是这样深呼吸，对健康就越有利。快而急促的呼吸会让线粒体在产生能量的过程中，制造更多活性氧，从而加速老化。

普通的呼吸是包裹肺部的胸廓前后膨胀的胸式呼吸。腹式呼吸与普通呼吸不同，吸气时不膨胀胸廓，而是上下活动隔开胸和腹的横膈膜。吸气时横膈膜向下，同时肚子鼓起；与之相反，呼气时收腹，横膈膜向上。如果说胸式呼吸是短呼吸，那么腹式呼吸就是深而慢的呼吸。

深而缓慢的腹式呼吸会降低交感神经的紧张，能够让身体放松下来。所以心脑血管疾病患者可以有意识地让自己每天进行几次腹式呼吸。

全身放松法，"秒杀"焦虑

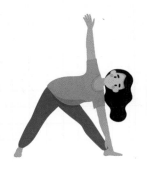

　　放松身体的同时，心情也会得到放松，有利于赶走紧张、焦虑等不良情绪。

　　伸展运动是放松身心的有效方法之一。身体里的有些肌肉平时经常使用，而有些却活动量很少。因此，在做某些特定运动的时候，突然一活动，肌肉就会变僵硬，从而感到疼痛。

　　和肌肉一样，我们的血管也容易变得紧张僵硬。在紧张僵硬的肌肉或冰凉的皮肤下的血管，更容易收缩，变得更僵硬。

　　做做伸展运动，放松肌肉的同时，也可以放松血管。伸展运动可以促进相关部位的血液循环，产生的热量也能传给肌肉，解决肌肉僵硬的问题。

　　寒冷的天气里，肌肉更容易变僵硬。肩膀肌肉感到僵硬时，用温水淋浴，做伸展运动，就会缓解症状。蒸桑拿浴也是让身体暖和的有效办法之一，而身体暖和以后，血液循环就会畅通。

　　做伸展运动时，脖子、肩膀、胳膊等各部位，最好是左右对称均匀地活动。徒手体操或瑜伽也是很好的伸展运动。闲暇时应该多做做伸展运动。

微笑也是一种治疗方法

　　"笑一笑，十年少"，老祖宗很早就告诉我们，经常微笑有利于健康。实际上，现实生活中还真有微笑疗法。

　　经常笑，会增强身体的免疫力，提高抗病能力，也可以延缓衰老。有高兴的事情，自然地笑出来固然是一件好事，但是，当有伤心事或感到沉重的压力而笑不出来时，勉强笑一下会使僵硬的面部肌肉受到刺激，从而促使心情好转。

　　笑能让身体放松下来。即使有伤心的事情，故意做出笑的表情，我们的大脑也会误以为有高兴的事情而分泌喜悦和幸福的荷尔蒙，这样，心情就会真的好起来。笑能够刺激和激活副交感神经。副交感神经是在安静状态下被激活的神经系，睡眠状态下比较活跃。在副交感神经的作用下，除了肌肉以外，内脏血管和毛细血管都会扩张，这时人体就会停止发电，进入维护的状态，能够修理有问题的部分，或补充"燃料"，开启治愈功能。所以，我们要经常微笑，赶走不良的情绪。

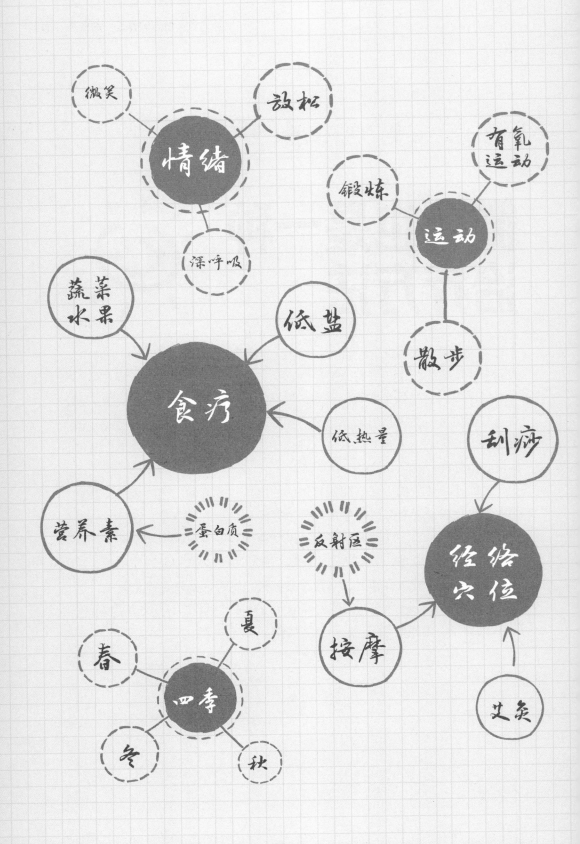

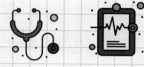

第七章

顺应四季养护心脑血管

环境发生变化时，血管也会发生相应的变化。天热的时候血管会扩张、散发热量；天冷的时候血管就会收缩，防止体温流失。如果天气变化过于突然，我们的血管就容易出现问题，所以在不同的季节我们就需要不同的养护方法。

为什么晨起是心脏病高发时段

晨起时段，心脏病高发

　　早晨是心脏病的高发时间段。因为在这个时候，患者的迷走神经兴奋性增高，血流缓慢，心率减慢，易导致心脏病突发。研究显示，早晨七八点左右是心肌梗死或脑卒中的多发时段，因为这个时候人体的血液黏稠度高，如果活动幅度大或者太用力，容易造成血管破裂或心脑供血不足。尤其是老年人，早晨醒来后起身不要太猛，穿衣下床动作应轻柔一点。尤其是气温骤降的时候，室内外温差过大，身体健康的人都很难适应，对于有基础心脏病的患者来说，更容易在此时发作。

头晕、恶心，应警惕心脑血管疾病

　　高血压、高脂血症、高血糖、肥胖者在冬季一定要特别留意胸闷、胸痛、头晕、恶心等症状，一旦出现要立即到正规的医院就诊，以免发生心脑血管疾病。还要注意起夜时不要马上起来，因为体位突然发生变化，会造成体位性低血压、脑缺血、头晕、晕倒，导致心脑血管疾病的发生。

低温天气应避免迎风劲走

　　有心脑血管疾病、糖尿病等慢性疾病的患者一旦遭遇低温天气，患上突发心肌梗死的风险就会加大。此部分人要尽量减少晨练，最好在阳光充足时锻炼，外出活动要注意手部、头部的保暖，不宜从事剧烈运动，也尽量避免迎风劲走。

春季，患者易心慌、胸闷

　　春季天气忽冷忽热，昼夜温差大，血管收缩强烈，可能会对心脏产生影响；如果不注意保暖，出现感冒发热，免疫力下降，同样会影响心脏的正常工作。这些因素都可能诱发心脑血管疾病发作。

春季要做到"两保"

　　保持情绪稳定和保暖。俗语有"春捂秋冻"的说法，减衣服不能太勤，还要做好足部保暖，因为"寒从脚下起"，脚底离我们的心脏最远，心脏的血液"千里迢迢"输送到脚底，热量已经不是那么强劲了，所以脚部很难保暖。如果脚部受凉，同样会增加心脏的供血负担。

注意饮食禁忌

　　中医理论有"春发"一说，心脑血管疾病患者要忌食一些"发物"食品，例如羊肉、海鲜、韭菜等。同时，一定要注意控制食盐的用量，一般每天要少于5克。这一点对于没有心脑血管疾病的人也要注意，否则也有可能患上心脑血管疾病。

　　现在已经有很多人开始重视过量食用盐的危害，但有些人不知道糖吃多了也会诱发各种心脑血管疾病。因为糖进入人体后会转化为脂肪，容易造成血管堵塞。所以，心脑血管疾病患者也要尽量控制糖的摄入量。

夏季，病情多发，宜静养

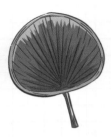

进入夏季，人体的新陈代谢加快，对氧气和养分的需求量增多，此时气温较高、空气潮湿，空气中的含氧量较低，加之人体为散热使得血液主要集中在体表，导致心脏和脑部供血不足。夏季气温高，人体水分蒸发多，血液较为黏稠，血液循环受阻，极易诱发脑血栓、心肌梗死、冠心病等心脑血管疾病。因此，心脑血管疾病患者在这个时期宜静养，保持情绪平和、活动有节、饮食清淡，才能保证心脑血管系统的平稳运行。

防止"情绪中暑"，要做到"心静自然凉"

天气炎热，人容易显得烦躁，要防止"情绪中暑"，就要特别注意"静心"养生。让自己的情绪平静下来，保持神清气和、精神愉悦，对生活充满信心，避免受外界不良情绪的干扰，切不可"以热为热"，导致心火内生，情绪失控，过度的愤怒或紧张都可能诱发心脑血管疾病。同时，在盛夏还应尽量少讲话，不做紧张的脑力思考，以免劳神伤气，这是夏季养生的重要一环，对预防心脑血管疾病具有药物所不可替代的作用。

要做到起居有节，适时运动

中医认为，夏天是老年人"静养"的季节，不宜大量运动。由于夏季天亮得早，很多老年人都愿意早起晨练，但早晨是心脑血管疾病的高发时间，因此锻炼应尽量避开这段时间。

随着空调的使用，室内外形成了较大的温差，如果正午走出户外，温差会更大。温差的急剧变化会引起人体血管不断收缩和舒张，直接导致血压变化，易引起血液循环障碍，可能诱发心肌梗死或脑卒中。因此，有心脑血管疾病史的老人夏季应注意减少户外活动，多在室内休息，且午后最好能小睡 1 小时左右，以补充晚间睡眠的不足。

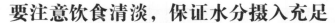

要注意饮食清淡，保证水分摄入充足

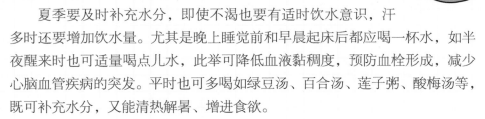

盛夏时节暑湿重，易发生湿热症，故炎夏的饮食应以清淡质软、易于消化的食物为主，少吃膏脂厚味及辛辣之物，尤其要避免暴饮暴食。因为患有心脑血管疾病的人暴饮暴食容易诱发心绞痛、心肌梗死等突发性疾病。

高血压患者应注意将每日盐的摄入量控制在5克以下，同时多食用一些含钾丰富的食品，多吃些新鲜蔬菜、瓜果及豆类制品。夏季盛产西瓜，其味甘性寒，西瓜汁更有"天然白虎汤"之称，能引心包之热从小肠、膀胱下泄，具有清热解毒、消暑生津的功效。

夏季要及时补充水分，即使不渴也要有适时饮水意识，汗多时还要增加饮水量。尤其是晚上睡觉前和早晨起床后都应喝一杯水，如半夜醒来时也可适量喝点儿水，此举可降低血液黏稠度，预防血栓形成，减少心脑血管疾病的突发。平时也可多喝如绿豆汤、百合汤、莲子粥、酸梅汤等，既可补充水分，又能清热解暑、增进食欲。

夏季是进行中医外治的良好时机

中医外治是在中医学理论指导下，将中药通过皮肤、孔窍、穴位等，作用于气血经络、脏腑病灶，达到内病外治功效的一种治疗方法。夏季三伏为人体经络气血旺盛之时，且此时进行药物敷贴也较冬季更为简便，故而心脑血管疾病患者在夏季适宜进行中医外治。

莫要忽视疾病先兆

如果老年人在夏季经常出现头痛、眩晕、肢麻、胸痛、心悸或一过性晕厥（瞬时晕厥）及语言不利等症状，不要以睡眠不好或过度劳累等原因来自我安慰，这很可能是疾病先兆，要尽快到医院检查，及时采取治疗措施。

为何心脑血管疾病易在秋季逞凶

秋季由于天气变冷，血管收缩，会使血管变得更细，引起心脑供血不足，从而引发心脑血管疾病。秋季天气干燥，呼吸会消耗大量水分，以至于血液黏稠度过高，易引起血液流通不畅。秋冬季节室内外温差较大，会使血管壁上附着的斑块脱落，斑块随血液流到狭窄的地方就容易堵塞血管。

平衡心理

养精调神，保持良好的心态，心平气和，避免精神紧张、情绪激动、过度劳累、生活无规律。

合理膳食

建议心脑血管疾病患者养成低盐、低脂、低糖的饮食习惯。增加膳食纤维的摄入，减少脂肪和胆固醇的摄入。

防治五法宝

健康的生活方式是防治心脑血管疾病的关键所在，即平衡心理、合理膳食、科学用药、戒烟限酒、适量运动。

科学用药

要在医生指导下合理使用防治心脑血管疾病的中西药。

戒烟限酒

戒烟，限酒，可饮少量葡萄酒。

适量运动

坚持每天运动 1 小时左右，包括太极拳、游泳、散步等运动。

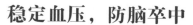

稳定血压，防脑卒中

秋季，特别是秋末，天气由凉转寒，是脑卒中的高发季节。人体受冷空气刺激，体内的毛细血管痉挛收缩，血液循环的外周阻力加大，左心室和脑部的负担加重，最后导致血压升高。这个时候，血小板也容易凝集成血栓，加上因内分泌失调而引起的血液黏稠度升高，促使血压进一步升高，加剧血栓的形成。所以，心脑血管疾病患者秋季养生，主要在于防止脑卒中的发生或复发。

心脑血管疾病患者尤其是高血压患者，要想在秋季保持血压的稳定，除了坚持科学服用降压药之外，保持合理的饮食习惯和良好的生活起居习惯也能够起到辅助降压的效果。在饮食上，要严格限制盐、糖的摄入，避免食用高脂肪、高热量的食物，同时也要做到饮食有规律，不暴饮暴食，以降低血压升高的风险。平时可以适当多吃一些有助于降压的食物，如香蕉、梨等。另外，还可适当补充氨基酸，因为氨基酸及其代谢产物有利尿排盐的作用，能辅助降低血压，同时，它还能维持血管壁弹性，防止血管破裂。

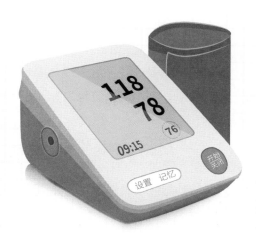

在生活起居方面，心脑血管疾病患者首先应该戒烟限酒，降低血压升高的风险。其次，心脑血管疾病患者应积极预防便秘，避免因用力排便而造成血压升高。再次，日常锻炼也应做到科学合理，尽量选择平和的运动方式，避免用力和憋气，不做过分低头或弯腰（头部不要低于心脏水平）等大幅度的动作。值得一提的是，患者在生活中保持平和的心态和稳定的情绪，也有助于血压的稳定。

冬季是心脑血管疾病发病的高峰期

冬季气温逐渐降低，人体新陈代谢减缓，心脑血管疾病患者身体受冷空气刺激，血管骤然收缩，易导致血管堵塞、血流供应中断、血液流通受阻，使血管内的毒性物质不易排出，从而诱发心脑血管疾病，是心脑血管疾病患者的"多事之时"，此时更需要积极预防。

每年的 11 月到来年的 3 月，是一年中心脑血管疾病患者猝死的高峰期。因为骤冷，血压会突然升高，使原来硬化脆弱的小动脉因承受不了强大的内压而被"引爆"，发生脑出血；因为寒冷，使血液黏稠，还来不及自我调节，血液便在粗糙、细小的动脉内流速减缓，容易形成小的血栓，造成脑血管堵塞或心肌梗死。

冬季由于早晚温差大，人的心脏负荷加重，脑部容易缺血。人们在此时感到的胸痛、憋气或是头晕、麻木等，都是人体对天气变化的一系列"应急反应"，是很正常的。而对于那些对环境温度变化耐受性较差的人或是原本就有心脑血管疾病的患者，这种反应很可能使心脏、大脑等重要器官出现缺氧、缺血的症状，以致诱发心脑血管疾病。

老年人是心脑血管疾病的高发人群，这与其生理特点有关。老年人普遍存在不同程度的动脉粥样硬化症状，如遇寒冷空气侵袭，全身血管便会收缩，血流阻力增加，心脏负担加重，很容易导致冠状动脉痉挛，诱发心肌梗死。

冬季心脑血管疾病高发，与人的心理状况也有很大关系。由于气候和温度的变化，很多人容易在冬季产生抑郁情绪。心情不畅、心理压力过大及居住环境、生活饮食习惯的变化、过度劳累等都会诱发心脑血管疾病的发作。

冬季应如何预防心脑血管疾病

控制好"三高"

　　高血压、糖尿病和高脂血症患者要尽量保持原有的良好生活习惯，不要熬夜或过度疲劳，坚持按时服药，定期做门诊检查。高血压患者不可根据一两次自测的血压结果，随便换药或改变用药剂量。

注意保暖

　　寒冷刺激是引起心脑血管疾病的一个重要原因。心脑血管疾病患者天冷时不要出去晨练，因为冷空气的刺激会诱发心绞痛发作，最好在上午 10 点以后再出去锻炼。

适度锻炼

　　运动能提高人体抗氧化能力和免疫功能，有助于预防动脉粥样硬化，促进血液循环，改善脑供血。老年人要注意在锻炼时保暖。上午 10 点至下午 3 点是秋冬户外锻炼的黄金时间。

管住嘴，常称重

　　人们在秋冬季节有摄入高热量食物的习惯。此时，要避免进食胆固醇含量高的食物，多吃含钾食物，可以稳定情绪，保护脑血管。绿色蔬菜富含镁，能降低脑卒中发病风险。

避免情绪激动

　　对于脑血管已有病理改变的患者来说，情绪突然激动，容易导致脑血管破裂而发生脑卒中。遇事不怒，心胸开阔，避免过度兴奋与悲伤，对防止脑卒中发生很重要。

选择中药材进行进补

　　心脑血管疾病患者可以根据自己的身体状况和病症特点，选择一些具有益气活血及温补功效的中药材，如丹参、当归、黄芪等，进行调养。具体药材的选用宜在医生的指导下进行。

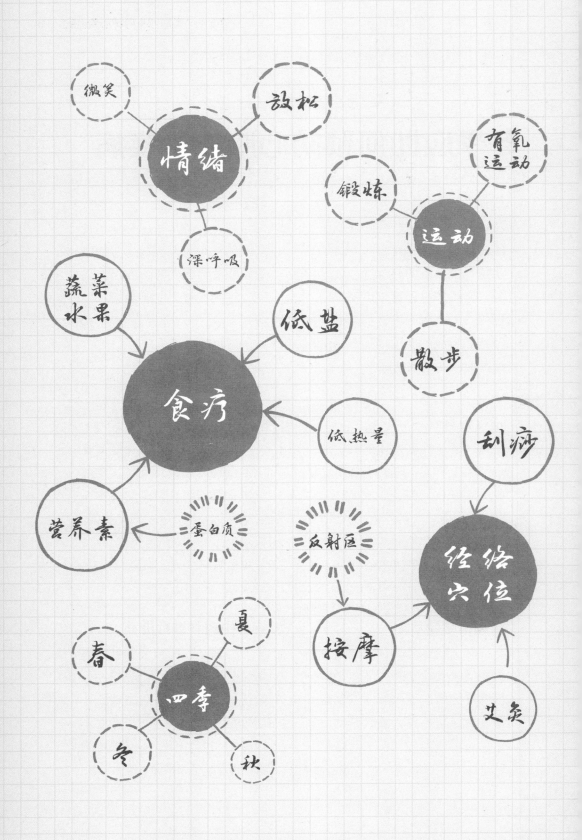

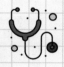

第八章
8 种心脑血管疾病调养

心脑血管疾病包括很多种疾病，高血压、高脂血症、冠心病、动脉粥样硬化、脑卒中……不同的疾病发病原因不一样，预防和养护措施也会不同。这一章我们就来了解一下 8 种常见的心脑血管疾病的针对性养护方法。

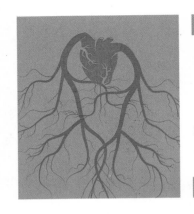

常见心血管疾病——高血压

高血压定义为在未使用降压药物的情况下，有3次诊室血压值均高于正常值，即诊室收缩压（高压）≥140毫米汞柱和（或）舒张压（低压）≥90毫米汞柱，而且这3次血压测量不在同一天内。

症状因人而异，早期多无症状或症状不明显。高血压症状与血压升高并无一致关系，主要表现为头晕、头痛、颈项板紧、疲劳、心悸等。仅仅会在劳累、精神紧张、情绪波动后发生血压升高，并在休息后恢复正常，这不属于高血压。高血压患者随着病程延长，血压明显地持续升高，逐渐会出现各种症状。

高血压与心血管病的关系

高血压会促进动脉粥样硬化的形成，从而诱发冠心病。血压升高后加重了心脏的负担，容易引起左心室的肥厚，继而出现心脏扩大，心律失常和反复心力衰竭发作。当血压过高，特别是清晨血压升高时，血管内斑块容易破裂，易形成血液高凝状态或血栓。

高血压的认识误区

高血压可以在很长时间内不表现出任何症状，直到出现重要脏器的损害，因而被称为"隐形杀手"。对于高血压，人们普遍存在着许多认知误区，而这些误区可能导致患者不正确地对待自己的病情，从而影响病情。

误区1 无明显症状，高血压不需要治疗。许多高血压患者在早期可能没有什么不适症状，但并不是不需要治疗，否则高血压会引起心、脑、肾等靶器官的损害，使病情进一步加重。

误区2 血压降下来，就可以停药。高血压是慢性病，需要长期服药治疗，骤然停药，使血压波动过大，会引发危险。

误区3 降压药有副作用，不吃药只注意饮食生活即可。其实每种药都有副作用，但并不是对每个患者都会引起不良反应，高血压患者需要通过吃药及时控制病情，可去医院就诊，选择合适的药物治疗，不要自行盲目购买。

引起高血压的危险因素

高血压从某方面讲是一种"生活方式疾病"，很多不良生活习惯是诱发高血压的危险因素。

高钠低钾饮食
我国居民平均每天钠盐摄入量比世界卫生组织推荐的高，钾摄入量相对较低。

超重和肥胖
超重和肥胖人群的高血压发病风险较体重正常人群的要高。

过量饮酒
高血压患病率随饮酒量增加而增加。

长期精神紧张
研究显示，精神紧张者发生高血压的风险比正常人群要高。

遗传因素
大约 60% 的高血压患者有家族病史，30%~50% 的高血压患者有遗传背景。

疾病的影响
肥胖症、糖尿病、肾脏疾病、内分泌疾病等可能会诱发高血压。

药物的影响
避孕药、激素、消炎止痛类药物等均可影响血压。

体力活动不足
我国城市居民(尤其是中青年)普遍缺乏体力活动。

高血压的分类

2种

一种是**原发性高血压**，以血压升高为主要临床表现，占所有高血压患者的 90% 以上。一种是**继发性高血压**，血压可暂时性或持久性升高。

谨防高血压危象

高血压危象包括高血压急症和高血压亚急症。前者在血压升高的同时伴有进行性心、脑、肾等重要靶器官功能不全的表现，而后者则不伴有此类表现。

高血压危象预兆
■ 血压突然升高。
■ 头痛、嗜睡、抽搐、昏迷，呼吸困难。
■ 视力模糊，视力丧失。
■ 可出现急性左心衰竭。

高血压危象急救
■ 立即让患者采取半卧位，吸氧，保持安静。
■ 尽快降血压，可用硝酸甘油、压宁定静脉给药。
■ 有抽搐、躁动不安者使用安定等镇静药。

高血压患者
饮食调养妙招

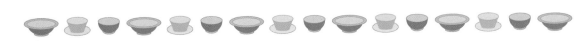

戒烟限酒

　　烟和酒是高血压的重要危险因素，平时喜欢抽烟、喝酒的人发生高血压、心脑血管疾病病变的概率更高。吸烟会对人体产生很多危害，尤其是可通过损伤动脉血管内皮细胞，造成血管痉挛等，导致血压增高。酒精亦可导致血管对多种升压物质的敏感性增加，使血压升高。而且烟和酒还能降低高血压患者对药物的敏感性，患高血压的人在烟酒上一定要有所控制。

多吃含钾高的食物

　　盐吃多了容易导致高血压，盐的主要成分是钠。钾的作用就是促进人体内多余的钠排出，因此得高血压的人常常伴有低血钾症。我们一天摄入 200 克左右的新鲜蔬果，就能满足身体对钾的需求。

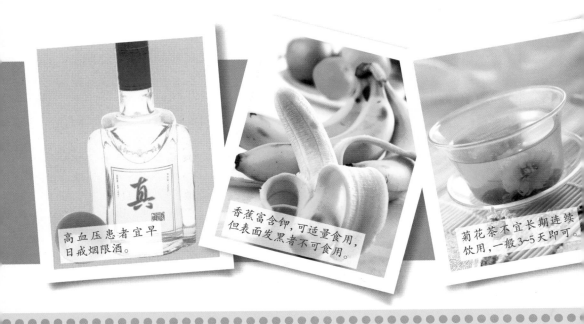

高血压患者宜早日戒烟限酒。

香蕉富含钾，可适量食用，但表面发黑者不可食用。

菊花茶不宜长期连续饮用，一般 3~5 天即可。

燕麦、小米、玉米、黑米等谷物富含矿物质和微量元素，可以降低血压。

苦瓜、菠菜、冬瓜等大多高钾低钠，有降血压的作用。

可多吃低脂肪、含优质蛋白的水产类。

多喝菊花茶，扩张冠状动脉

现代医学研究证实，食用菊花具有降血压、扩张冠状动脉、增加血流量、降低血压的作用，对冠心病、高血压、动脉粥样硬化有很好的疗效。

高血压患者平时适当喝一些菊花茶，可以帮助稳定血压，还可以降火明目。

多吃水果，对控制血压十分有益。

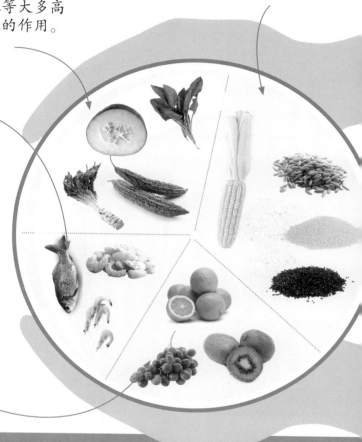

"总的来说，高血压患者要合理膳食，戒烟限酒。"

中医外治

刺激特殊穴位和反射区

高血压属中医的"头痛""眩晕"等范畴，除了服用降压药外，配合按摩一些降压穴位会起到更好的疗效。

建议调理疗程

每天 1~2 次

7 天 1 个疗程

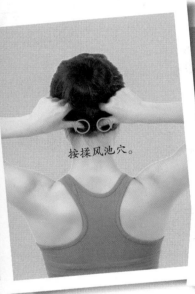

按揉风池穴。

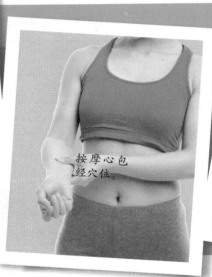

按摩心包经穴位。

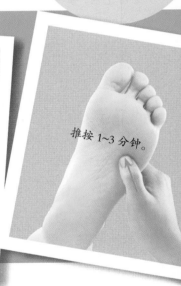

推按 1~3 分钟。

1 风池穴

用双手拇指指腹同时按揉双侧风池穴，每次 2 分钟。或用一手拇指和食指向颈椎方向同时用力拿捏风池穴，每次 2 分钟。

2 心包经穴位

按摩心包经穴位如天池穴、天泉穴、曲泽穴等，可使血液流动加快，降压降脂。心包经在晚上 7~9 点最旺，但此时段正是吃晚饭时间，刺激心包经会影响消化，所以宜在饭后半小时以后按摩。

3 足部心反射区

用拇指指腹推按足部心反射区 1~3 分钟，用力稳健。

快速取穴

风池穴：正坐，后头骨下两条大筋外缘陷窝中，与耳垂齐平处即是。

足部心反射区：左足足掌第 4、第 5 跖骨上端。

足部小脑、脑干反射区：小脑反射区位于双足蹬趾第 1 节根部正面靠近第 2 趾骨处。脑干反射区位于双足蹬趾根外侧靠近第 2 节趾骨处。

手部心反射区：左手尺侧，手掌及手背部第 4、第 5 掌骨之间，掌骨远端处。

手部大脑反射区：在双手掌面拇指指腹。

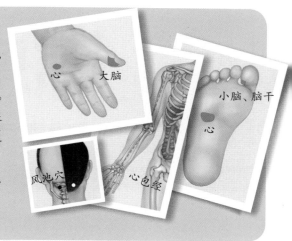

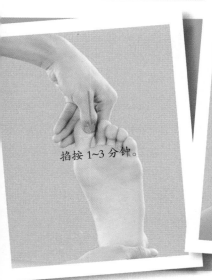

掐按 1~3 分钟。

推按 1~2 分钟。

掐揉 3 分钟。

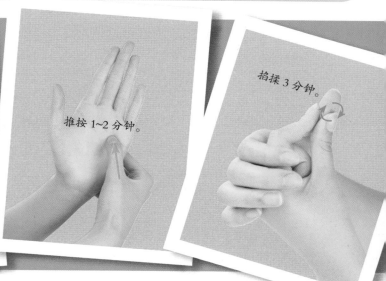

4 足部小脑、脑干反射区

用拇指指腹掐按足部小脑、脑干反射区 1~3 分钟，也可用牙签或发夹刺激。

5 手部心反射区

用拇指指腹从手部心反射区向手指方向推按 1~2 分钟，动作连续均匀，力度适中。

6 手部大脑反射区

用拇指指腹掐揉大脑反射区 3 分钟，也可用夹子、丝带夹住或绑住该反射区，过一段时间再松开。

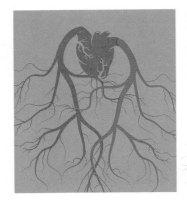

常见心血管疾病
——高脂血症

高脂血症，常被称为高血脂，医学上又称为血脂异常，通常指血浆中甘油三酯和（或）总胆固醇含量升高，也包括低密度脂蛋白胆固醇升高和高密度脂蛋白胆固醇降低。

临床表现主要是脂质在真皮内沉积所引起的黄色瘤和脂质在血管内皮沉积所引起的动脉粥样硬化。但黄色瘤发生率并不高，而动脉粥样硬化的发生和发展又是一种缓慢渐进的过程。

高脂血症与心血管病的关系

当人体脂质代谢异常，血脂浓度持续增高时，胆固醇以低密度脂蛋白的形式存在于血液中，若不能被完全消耗，则沉积于血管壁上，与增生的纤维组织形成斑块，发生在主动脉血管产生粥样硬化，发生在心脏则会引起冠心病。

高脂血症引起的病变会使心、脑、肾等重要器官受损，严重威胁身体健康。

高脂血症的认识误区

血脂过高会增大患心脑血管疾病的风险，但初期症状不明显，常被大家忽视。而很多人对高脂血症存在认识误区，从而影响了对其发现和治疗。因此，避免进入防治误区尤为重要。

误区 1 胆固醇异常是多吃少动所致。胆固醇异常虽然与饮食和运动有一定关系，但并不是只要忌口、多运动就能解决的。年龄、性别、冠心病家族

史等危险因素也会导致胆固醇沉积，诱发冠心病。

误区 2 中老年人才需要防高脂血症。高脂血症并非中老年人的专利，现在很多青少年因为不良饮食、生活习惯或家族遗传也会出现高脂血症，因此，防治高脂血症要从儿童期抓起。

误区 3 瘦人与高脂血症无缘。人的血脂高低与体型并无必然联系，体形瘦的人并不能对高脂血症免疫。

误区 4 高脂血症可以治愈。无论使用非药物或药物的治疗方法，高脂血症患者只能将血脂控制在正常范围内，而无法完全治愈，大部分的高脂血症需要长期控制。

引起高脂血症的危险因素

脂肪摄入过多、脂蛋白合成及代谢过程的异常均可导致血脂异常，但更多的则是饮食、情绪、遗传因素、药物等所致。

长期服用某类药物
如避孕药、激素类药物等导致的高脂血症。

饮食不规律
偏食、暴饮暴食、饮食不规律或嗜酒成癖，都是引发高脂血症的重要因素。

年迈体虚
年龄大，肾功能渐衰，演变为痰症；或肝肾阴虚，肾内热，灼津炼液酿而成痰等，也是引发高脂血症的因素。

其他
与年龄、性别、季节、饮酒、吸烟、体力活动等有关。

和遗传有关
由于单基因缺陷或多基因缺陷，使参与脂蛋白转运和代谢的受体、酶或载脂蛋白异常所致。

情志失调
情绪不稳定，导致内分泌代谢紊乱，天长日久形成高脂血症。

代谢性紊乱疾病
如糖尿病、高血压、黏液性水肿、甲状腺功能低下、肥胖、肝肾疾病等。

高脂血症的分类

2种

按照发病原因，高脂血症可以分为**原发性**和**继发性**两种。前者与基因突变有关，有明显的遗传倾向；后者和生活习惯、环境有关。

如何选择就诊科室

对于体检发现血脂异常、有黄色瘤等相关典型症状者，优先考虑心内科或内分泌科就诊。

定期进行血脂检测人群
■ 有心脑血管疾病病史者。
■ 有早发性心血管疾病家族史者。
■ 有家族性高脂血症者。
■ 皮肤或肌腱有黄色瘤者。

血脂异常诊断标准
■ 总胆固醇 ≥ 6.2 毫摩尔 / 升
■ 低密度脂蛋白胆固醇 ≥ 4.1 毫摩尔 / 升
■ 甘油三酯 ≥ 2.3 毫摩尔 / 升
■ 高密度脂蛋白胆固醇 < 1.0 毫摩尔 / 升

高脂血症患者
饮食调养妙招

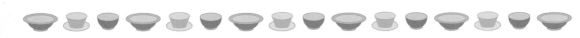

常吃木耳，改善脂类代谢

木耳营养很丰富，含有维生素 K，具有抗血小板聚集、抗血栓形成、抗动脉粥样硬化、延缓衰老的作用，很适宜高脂血症患者食用。

推荐吃法：木耳泡发，分成小朵，焯烫断生；黄瓜洗净，切片；蒜瓣切末；将木耳、黄瓜混合，调入蒜末、老醋、凉拌酱油、盐拌匀即可。

多吃含膳食纤维多的食物

膳食纤维可分为非水溶性膳食纤维与水溶性膳食纤维。非水溶性膳食纤维向肠胃提供大量提高消化功能的必需物质，通过加速消化排出废物来预防便秘，清除肠壁上大量有害物质。水溶性膳食纤维可以帮助降低血液中的胆固醇，减少心脏疾病发生的危险。

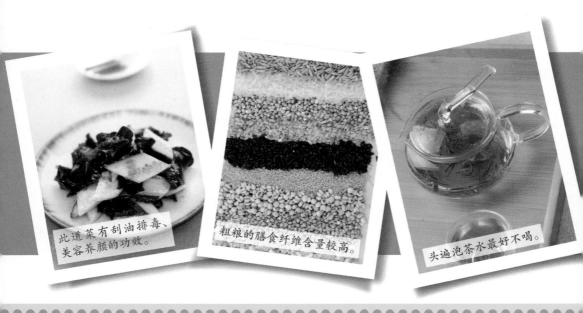

此道菜有刮油排毒、美容养颜的功效。

粗粮的膳食纤维含量较高。

头遍泡茶水最好不喝。

适当吃一些具有降血脂作用的食物，如豆类及豆制品等。

膳食纤维可促进胆固醇排泄，减少胆固醇合成，所以应多吃富含膳食纤维的食物。

减少糖类和甜食的摄入，多吃富含优质蛋白的食物。

多喝茶，降血脂

研究证明，各种茶叶均有降低血脂、促进脂肪代谢的作用，其中以绿茶降血脂作用较好。因此，高脂血症患者不妨适量饮茶。

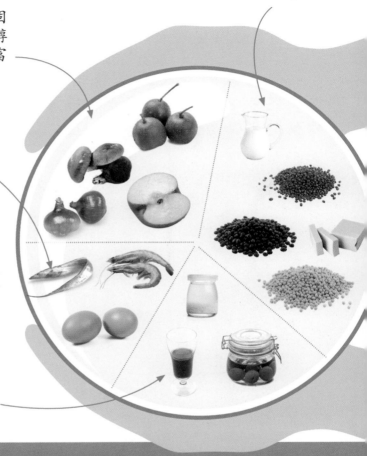

少量、适量、持续饮用低度酒能降低血脂，如红葡萄酒、果酒、米酒等。

" 总的来说，高脂血症患者要调整饮食结构。 "

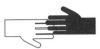

中医外治
刺激特殊穴位和反射区

中医认为高脂血症患者除了要注意饮食，还可以采取按摩的方法治疗，原则上当以健脾化湿为主，可选择丰隆穴、气海穴等。

建议调理疗程

每天1~2次

7天1个疗程

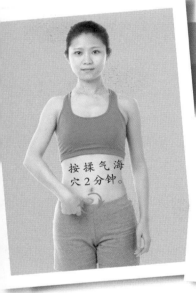

按揉气海穴2分钟。

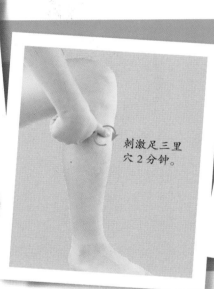

刺激足三里穴2分钟。

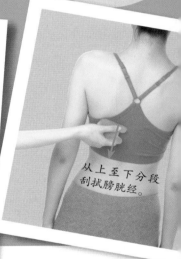

从上至下分段刮拭膀胱经。

1 气海穴

用拇指轻轻按揉气海穴2分钟。

2 足三里穴

用拇指刺激足三里穴2分钟，按、压、揉、搓皆可。

3 背部膀胱经

刮拭膀胱经是五脏六腑直接排毒的好方法。手持刮痧板，用面刮法刮拭背部双侧膀胱经的心俞穴至膈俞穴和脾俞穴至肾俞穴之间3~5分钟。

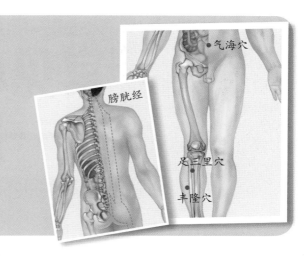

快速取穴

气海穴：在下腹部，正中线上，肚脐中央向下 2 横指处即是。

足三里穴：站位弯腰，同侧手虎口围住髌骨上外缘，余四指向下，中指指尖处即是。

丰隆穴：在小腿外侧，外踝尖上 8 寸，胫骨前肌的外缘。

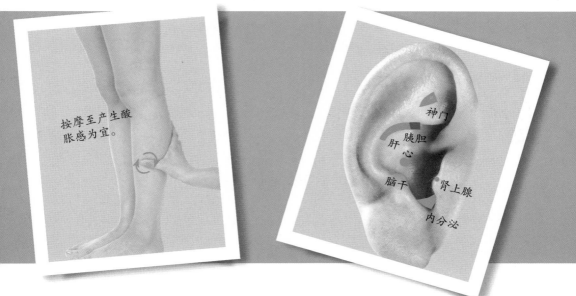

按摩至产生酸胀感为宜。

4 丰隆穴

高脂血症是无形之痰，而按揉丰隆穴能增强脾的功能，调理人体的津液输布，使水有所化，痰无所聚，从而达到降脂的作用。用手指指腹按揉1~3分钟，以产生酸胀感为度。

5 耳部反射区

在耳部找到神门、内分泌、肾上腺、心、脑干、肝、胰胆的相应部位。每次选 2~3 个穴，先用手指按揉，再用王不留行籽贴压，1 周更换 2 次。

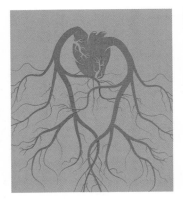

常见心血管疾病
——冠心病

冠状动脉粥样硬化性心脏病简称为冠心病，是一种缺血性心脏病。冠状动脉是向心脏提供血液的动脉，当冠状动脉发生粥样硬化引起管腔狭窄或闭塞，导致心肌缺血、缺氧或坏死而出现胸痛、胸闷等不适时，这种心脏病称为冠心病。

冠心病主要表现为突发感心前区疼痛，多为发作性绞痛或压榨痛，也可为憋闷感。疼痛从胸骨后或心前区开始，向上放射至左肩、臂，甚至小指和无名指。胸痛可出现在安静状态下或夜间，由冠状动脉痉挛所致。该病有时候也表现为心悸、原发性心脏骤停、心律失常等。

冠心病和心脏病的区别

心脏病是对一系列影响心脏结构和功能的疾病的总称，包括冠心病、心律失常、先天性心脏病等。冠心病是较为常见的心脏病类型。

心绞痛与冠心病的关系

心绞痛是冠心病的典型症状之一，发生在中下段胸骨后，性质为压榨性或窒息性疼痛，通常持续时间较短，发作较频繁，服用硝酸甘油后可显著缓解，诱因包括劳累、情绪激动等。相比冠心病的另一个症状心肌梗死，后者疼痛性质相同但程度更剧烈，持续时间长，发作不频繁，服用硝酸甘油作用较差。

心绞痛的分级：国际上一般采用加拿大心血管协会（CCS）分级法。

Ⅰ级：日常活动，如步行、爬梯，无心绞痛发作。

Ⅱ级：日常活动因心绞痛而轻度受限。

Ⅲ级：日常活动因心绞痛发作而明显受限。

Ⅳ级：任何体力活动均可导致心绞痛发作。

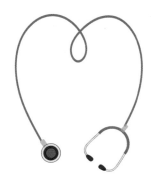

引起冠心病的危险因素

影响冠心病的危险因素主要分为可改变（高血压、吸烟等）的危险因素和不可改变（年龄、家族病史）的危险因素。了解并干预危险因素有助于冠心病的防治。

性别
通常男性的冠心病患病风险较高，但绝经后的女性患病风险也会增加。

年龄
年龄增长会增加动脉损伤和狭窄的风险。

吸烟
吸烟的人患冠心病的风险较高，吸二手烟也会引起冠心病。

家族史
心脏病家族史与冠心病高风险相关，特别是近亲患有早期心脏病的。

血脂异常
血液中高水平的胆固醇会增加斑块和动脉粥样硬化形成的风险。

高血压
没有得到控制的高血压会导致动脉粥样硬化和血管壁变厚。

超重或肥胖
体重过重通常会加重其他危险因素。

过量饮酒
大量饮酒会导致心肌损伤，加重冠心病的患病风险。

冠心病的分类

2种

主要分为**慢性冠状脉疾病和急性冠状动脉综合征**。前者包括稳定型心绞痛、缺血性心肌病等。后者包括不稳定型心绞痛、非 ST 段抬高型心肌梗死等。

冠心病的并发症

冠心病患者的并发症均由心脏功能受损之后，全身供血受影响所致。可有心脏性猝死、心力衰竭、脑供血不足等。

心脏性猝死
- 心脏性猝死由冠心病引起最多，占 3/4 以上。
- 在国内一般北方省市的冠心病患病率、猝死率均明显高于南方。

脑供血不足
心脏功能受损之后影响泵血功能，则导致脑部供血不足。慢性冠状动脉疾病患者可能存在长期脑供血不足，从而导致记忆力减退、失眠等。

冠心病患者
饮食调养妙招

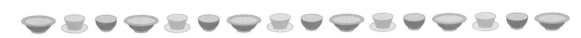

常喝祛痰化浊的茶饮

首乌荷叶茶具有补肾平肝、祛痰化浊的功效。适用于形体肥胖、嗜食油腻、胸闷、口淡的冠心病患者，特别适用于大便干结的患者。

推荐吃法：首乌 10 克，荷叶、决明子各 5 克，放入杯中，沸水冲泡，代茶饮服。

多吃富含维生素 C 的食物

维生素 C 能够影响心肌代谢，增强血管韧性和弹性。应多吃含维生素 C 较多的食物，如猕猴桃、柑橘、柠檬和紫皮茄子等。

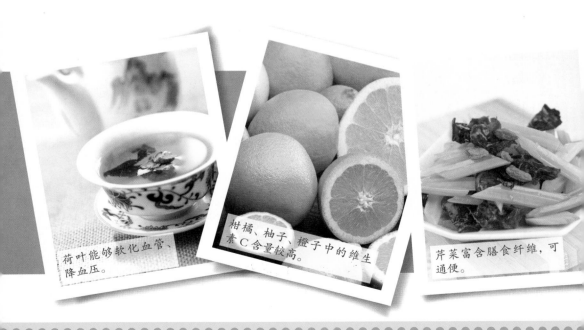

荷叶能够软化血管、降血压。

柑橘、柚子、橙子中的维生素 C 含量较高。

芹菜富含膳食纤维，可通便。

膳食中宜吃钙、硒含量丰富的食物。

糖类主要来源应以小米、薏米等含淀粉类食物为主。

可以适量吃一些坚果，如腰果、开心果等。

常吃芹菜，保持大便通畅

　　芹菜富含多种维生素、微量元素和膳食纤维，具有清热解毒、利尿消肿、平肝舒压、预防便秘等功效。芹菜叶茎中的有效成分还具有降血压、降血脂、防治动脉粥样硬化的作用。

可多食含有丰富维生素C的蔬菜和水果。

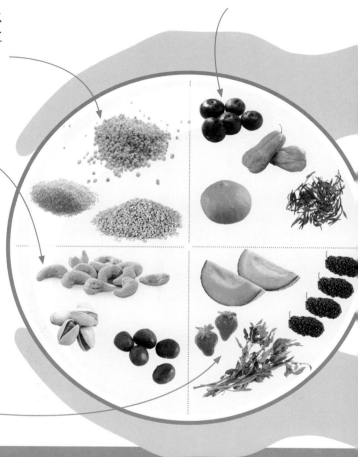

"总的来说，冠心病患者要清淡饮食，规律进食，多吃新鲜蔬果。"

中医外治

刺激特殊穴位和反射区

中医认为，冠心病是由气滞血瘀、胸阳不振、痰浊内生，使心脉痹阻而致病。按摩特殊穴位和反射区，可益气活血，减轻微循环障碍，调节人体整体功能。

这般调理疗程
每天1~2次
7~10天1个疗程

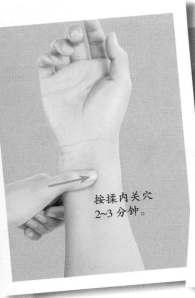

按揉内关穴
2~3分钟。

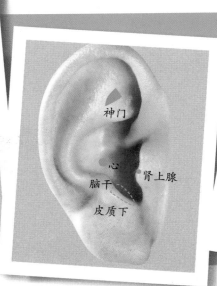

神门
心
脑干　肾上腺
皮质下

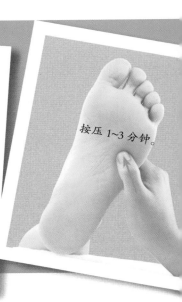

按压1~3分钟。

1 内关穴

用拇指指腹按揉2~3分钟，以有酸胀、微痛的感觉为宜。

2 耳部反射区

在耳部找到神门、皮质下、心、肾上腺、脑干的相应部位。每次选2~3穴，先用手指按揉，再用王不留行籽贴压。

3 足部心反射区

用拇指指腹按压心反射区1~3分钟。按压心反射区能促进血液微循环，使血管保持通畅。

快速取穴

内关穴：从腕横纹向上3横指，两索状筋之间。

足部心反射区：左足足掌第4、第5跖骨上端。

足部甲状腺反射区：双足足掌第1跖骨与第2跖骨前半部之间，并横跨第1跖骨中部的一"L"形区域。

足部膀胱反射区：双足足掌内侧内踝前方，舟骨下方拇展肌旁。

手部心反射区：左手尺侧，手掌及手背部第4、第5掌骨之间，掌骨远端处。

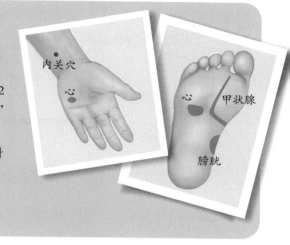

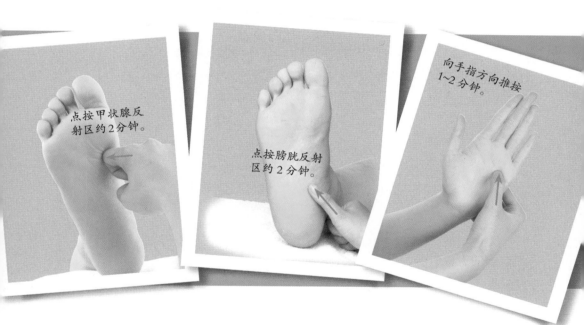

点按甲状腺反射区约2分钟。

点按膀胱反射区约2分钟。

向手指方向推按1~2分钟。

4 足部甲状腺反射区

用食指关节点按甲状腺反射区约2分钟。用力要均匀，动作要有节奏，力度要适中。

5 足部膀胱反射区

用拇指点按膀胱反射区约2分钟。

6 手部心反射区

用拇指指腹从手部心反射区向手指方向推按1~2分钟，动作连续均匀，力度适中。

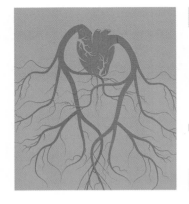

常见心血管疾病
——心肌缺血

心肌缺血是指心脏的血液灌注量减少，导致心脏的供氧量减少，心肌能量代谢不正常，不能支持心脏正常工作的一种病理状态。

心肌缺血严格意义上来说并非疾病，而是一种病理生理状态，是由冠状动脉狭窄、冠状动脉痉挛、冠状动脉栓塞等引起的。冠心病是引起心肌缺血最主要、最常见的病因。

心肌缺血的主要危害

心肌缺血对心脏和全身都可能带来许多不利影响。一旦缺血，立刻会引起缺氧。缺氧的直接后果是心肌细胞有氧代谢减弱，产能减小，使心脏活动时必需的能量供应不足，引起心绞痛、心律失常、心功能下降。同时，代谢的废物也不能被有效、及时地清除，易产生不利影响。缺血、缺氧、缺能量最终会影响心脏的收缩功能。若有20%~25%的心肌停止收缩，通常会出现左心室功能衰竭；若有40%以上的心肌不能收缩，就会有重度心泵功能衰竭。如果这种情况突然发生，就会出现非常危险的心源性休克。急性心肌梗死就常与这种情况相关。

心肌缺血还会损害舒张功能。收缩不良和舒张不良结合起来，易导致心室充盈压升高，引起肺充血，还可引起复杂的物质代谢紊乱和心脏电活动失常。

心肌缺血的症状

1 劳累或精神紧张时出现胸骨后或心前区闷痛，或紧缩样疼痛，并向左肩、左上臂放射，持续3~5分钟，休息后可自行缓解，伴有大汗。

2 体力活动时出现胸闷、心悸、气短，休息时自行缓解。

3 出现与运动有关的咽喉痛及烧灼感、紧缩感，牙痛等。

4 饱餐、寒冷、饮酒后出现胸痛、胸闷。

5 夜晚睡眠枕头低时，感到胸闷憋气，需要高枕卧位方感舒适；熟睡或白天平卧时突然胸痛、心悸、呼吸困难，需立即坐起或站立方能缓解。

6 突发的心动过缓、血压降低或晕厥。

引起心肌缺血的危险因素

心肌缺血的根本原因是冠状动脉对心肌的供血、供氧量无法满足心肌的需求。具体病因可分为冠状动脉供血不足和心肌耗氧(血)量异常增多两类,多以供血不足为主。

动脉粥样硬化
糖尿病、高脂血症、高血压等引起的动脉粥样硬化,导致供血不足。

心脏供血减少
血压降低、主动脉供血量减少、冠状动脉堵塞、心瓣膜病、血液黏稠度变化、心肌本身病变,致心脏供血不足。

吸烟
长期主动吸烟或接触二手烟,会损伤血管壁,导致血管痉挛。

其他
体力活动少、情绪波动大、药物服用不当、饮酒等,可能引起心肌缺血。

肥胖
肥胖与多种心血管疾病有关。

器质性心脏病
冠心病、心肌炎、缺血性心肌病等,导致心肌缺血。

心脏不适要及时就诊

心脏是维持生命的重要器官,一旦出现以下情况不能放松警惕,应立即到医院就诊,以明确病情。

哪些情况需要及时就诊
- 体检或进行心电图检查怀疑心肌缺血时。
- 出现心脏附近的不适症状。
- 呼吸困难伴意识障碍时。

心肌缺血的征兆
- 经常半夜感到心悸、胸闷。
- 疲劳时心口痛。
- 心跳无故过缓或过快。
- 肢体麻木。
- 突然出现疲劳感。

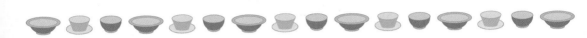

心肌缺血患者
饮食调养妙招

吃点洋葱降血脂

洋葱有助于扩张血管，降低外周血管和心脏冠状动脉的阻力，能够对抗体内儿茶酚胺等升压物质，还可促进钠盐排泄。

推荐吃法：洋葱去外皮后，切细丝；水浸金枪鱼罐头弄散备用。将洋葱丝摆入盘中，接着把金枪鱼肉铺在洋葱丝上，淋入脱脂酸奶，撒上红椒丝搅匀即可。

荞麦可调节心肌功能

荞麦中含有芦丁、叶绿素、苦味素等物质。芦丁具有降血脂、降血压的作用，黄酮类物质有助于加强和调节心肌功能，增加冠状动脉的血流量，防止心律失常。

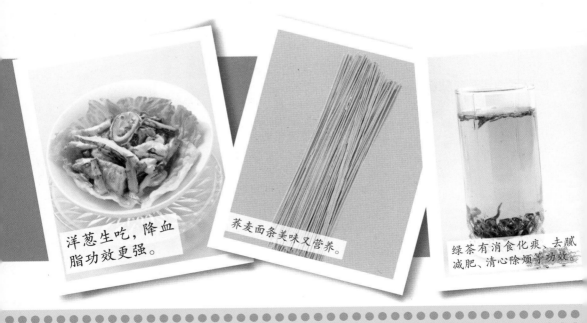

洋葱生吃，降血脂功效更强。

荞麦面条美味又营养。

绿茶有消食化痰、去腻减肥、清心除烦等功效。

多补充水分，可以稀释血液，促进血液流动，降低血液黏稠度。

可以多吃一些营养心肌的食物，比如大枣、红小豆、桂圆等。

低盐低脂饮食，少吃肥肉、内脏，适当吃一些鸡胸肉、鱼肉。

多喝绿茶，利尿降脂

　　茶叶中含有少量的茶碱，有一定的利尿作用，对心肌缺血的治疗有一定的帮助，茶叶中还含有维生素C，能起到很好的防治动脉粥样硬化的作用。但喝茶不宜过浓。

多吃一些新鲜的蔬菜水果，避免食用过多高脂肪类食物。

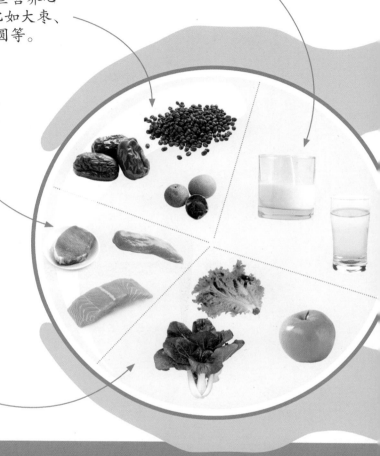

"心肌缺血患者宜选择低盐、低脂肪、高维生素的食物。"

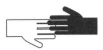

中医外治
刺激特殊穴位和反射区

心肌缺血多是由心腔供血不足所致，刺激穴位可以加强血液循环，养心安神，缓解心悸、心痛等症状。

建议调理疗程

每天1~2次
7天1个疗程

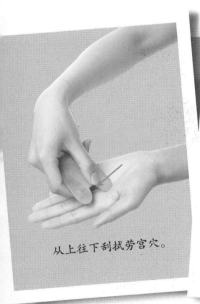

从上往下刮拭劳宫穴。

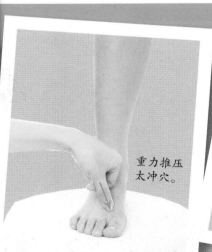

重力推压
太冲穴。

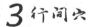

重力推压
行间穴。

1 劳宫穴

用刮痧板刮拭掌心，先从上往下，再从右向左，重点刮拭劳宫穴30~60下。

2 太冲穴

用拇指指腹推压太冲穴2~3分钟，力度以稍重为宜。

3 行间穴

用拇指指腹推压行间穴2~3分钟，力度以稍重为宜。

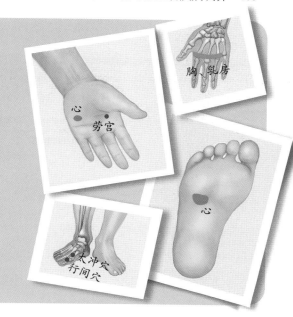

快速取穴

劳宫穴：握拳屈指，中指尖所指掌心处，按压有酸痛感处即是。

太冲穴：足背，沿第 1、第 2 趾间横纹向足背上推，可感有一凹陷处即是。

行间穴：坐位，在足背部第 1、第 2 趾之间连接处的缝纹头处即是。

足部心反射区：左足足掌第 4、第 5 跖骨上端。

手部心反射区：左手尺侧，手掌及手背部第 4、第 5 掌骨之间，掌骨远端处。

手部胸、乳房反射区：在手背第 2、第 3、第 4 掌骨的远端。

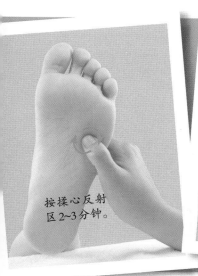

按揉心反射区 2~3 分钟。

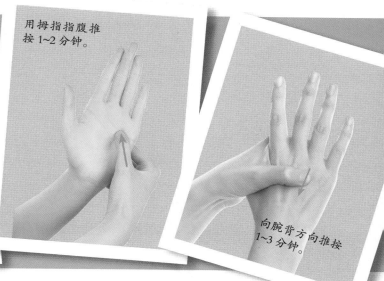

用拇指指腹推按 1~2 分钟。

向腕背方向推按 1~3 分钟。

4 足部心反射区

用拇指指腹按揉足部心反射区 2~3 分钟。按揉心反射区能促进血液微循环，使血管保持通畅。

5 手部心反射区

用拇指指腹从手部心反射区向手指方向推按 1~2 分钟，动作连续均匀，力度适中。

6 手部胸、乳房反射区

用拇指指腹从手部胸、乳房反射区向腕背方向推按 1~3 分钟，动作连续均匀，力度适中。

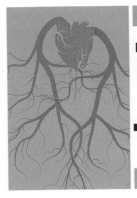

常见心血管疾病
——动脉粥样硬化

　　健康的动脉具有一定的弹性，但随着时间的推移，动脉壁会变硬，这种情况通常称为动脉粥样硬化。受累动脉的病变从内膜开始，局部有脂质积聚、纤维组织增生和钙质沉着，由于在动脉内膜积聚的脂质外观呈黄色粥样，因此称为动脉粥样硬化。

动脉粥样硬化是冠心病、脑梗死、外周血管疾病的主要原因。主要影响身体内的大中动脉，病变常累及大中肌性动脉，如冠状动脉、颈动脉、脑动脉、肾动脉等。一旦发展到足以堵塞动脉腔，则该动脉所供应的组织或器官将缺血或坏死。

具体症状表现

　　动脉粥样硬化的表现决定于血管病变及受累器官的缺血程度。动脉粥样硬化早期没有明显的症状，病情在隐匿状态下潜伏发展；中期的患者有心悸、胸痛、胸闷、头晕、四肢凉麻、视力降低、失眠多梦等症状，不同的患者症状不同，一般表现为脑力与体力衰退；晚期则可发生心绞痛、心肌梗死、心律失常，甚至猝死。

动脉粥样硬化的认识误区

　　动脉粥样硬化是引起心脑血管意外的高危因素，如脑卒中和心肌梗死等。若想要稳定斑块，防止斑块脱落，必须消除对动脉粥样硬化的误区，以免导致病情加重。

误区1 过分依赖于药物而不重视生活调理。其实健康的生活方式以及饮食习惯，在辅助治疗病情方面扮演着重要角色。只有药物和生活同时调理才能收到良好的效果。

误区2 大量服用他汀类物质来调节血脂。对于动脉粥样硬化患者来说，只要把低密度脂蛋白胆固醇调至每升小于1.8毫摩尔即可，没有必要大剂量服用他汀类药物，以免给身体带来副作用。

误区3 有些老人觉得它是人的退行性病变，是老人病，治起来没有必要。动脉粥样硬化的确是退行性病变，但是弃之不顾会对生活质量造成很大影响，所以还是需要积极配合治疗。

引起动脉粥样硬化的危险因素

动脉粥样硬化是一种缓慢的进行性疾病，可能早在童年时就开始了。目前认为是由多因素共同作用引起的，确切病因还在探索中。

血脂异常
血脂异常是动脉粥样硬化最重要的危险因素。现已明确低密度脂蛋白能导致动脉粥样硬化。

遗传因素
动脉粥样硬化有家族聚集倾向。

糖尿病
与非糖尿病患者相比，糖尿病患者中动脉粥样硬化发生较早且更为严重。

高血压
高血压患者动脉粥样硬化发病率明显增高。高血压和动脉粥样硬化互为因果，二者常同时存在。

其他
不良的饮食习惯；血同型半胱氨酸增加、血尿酸升高等，也可能导致动脉粥样硬化。

肥胖
中心性肥胖者、体重在短时间内迅速增加者，更易患本病。

吸烟
吸烟可明显增加动脉粥样硬化的发病率，且与每日吸烟数量成正比。

体力活动减少
久坐人员比积极活动的职业者更易患此病；从事中等强度体育活动者，死亡率比活动少的人低。

并发症

· **主动脉粥样硬化并发症**：病变严重者，可形成主动脉瘤。

· **冠状动脉粥样硬化并发症**：可导致心绞痛、心肌梗死、心力衰竭、心源性猝死等。

· **颈动脉和脑动脉粥样硬化并发症**：脑组织长期供血不足，可发生脑萎缩、智力减退等。继发血栓时可引起脑梗死，形成动脉瘤，患者血压突然升高时，可引起脑出血。

日常调理方式

动脉粥样硬化是一种缓慢发展的过程，早期干预可延缓和阻止病变进展，甚至可使动脉粥样硬化斑块轻度逆转，而改变生活方式则是基础。

· 合理饮食
· 控制体重
· 坚持适量的体力活动
· 戒烟限酒
· 避免熬夜
· 尽量避免情绪激动

动脉粥样硬化患者
饮食调养妙招

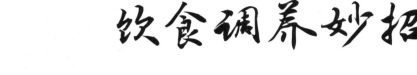

降脂护心脏，适量吃香蕉

香蕉含有丰富的钾，有助于抗动脉粥样硬化、降血压、保护心脏。香蕉可润肠通便，有助于避免用力排便引起的心脑血管患者发生意外。

推荐吃法：香蕉去皮，切小块；木瓜去子，去皮，切成小块；将香蕉块和木瓜块同时放入果汁机中，加适量温水一同搅打成汁。

补充充足的叶酸

研究发现，动脉粥样硬化引起的脑卒中、冠心病、心肌梗死与患者血浆内高半胱氨酸有密切关系。每天补充 5 毫克叶酸就能使血浆中的高半胱氨酸转化为对人体有利的蛋氨酸，从而起到防止动脉粥样硬化发生发展的作用。每天吃 500 克左右绿叶蔬菜，喝一杯豆浆或饮一杯橙汁，就可摄取足够的叶酸。

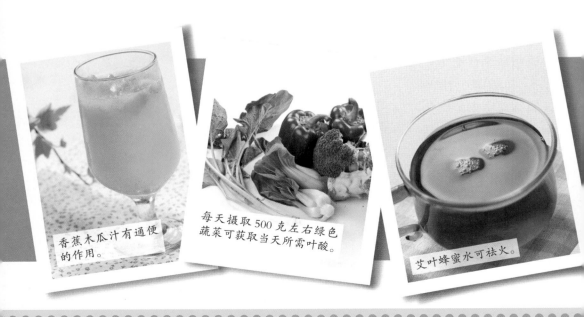

香蕉木瓜汁有通便的作用。

每天摄取 500 克左右绿色蔬菜可获取当天所需叶酸。

艾叶蜂蜜水可祛火。

粗粮能降低体内胆固醇含量，有防止动脉粥样硬化的作用。

适合吃一些低胆固醇、低脂肪的食物，比如海带等。

多吃含有不饱和脂肪酸的食物，可以降低血液中胆固醇的含量。

艾叶蜂蜜水，预防脑出血

　　艾叶蜂蜜水可以预防脑出血，适用于脑血管硬化出血等症。

　　推荐吃法：将 200 克艾叶加水煎煮 2 次。合并 2 次煎液，用文火熬煮浓缩成稠膏状，然后加入适量蜂蜜，搅拌均匀，煮沸成膏状即可。早、晚开水冲服。

多食富含维生素 C 的食物，如新鲜的蔬菜水果。

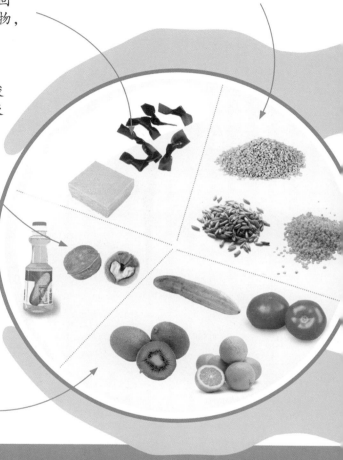

　　"动脉粥样硬化患者要控制热量、脂肪和胆固醇的摄入，不要暴饮暴食。"

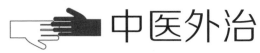

中医外治
刺激特殊穴位和反射区

按摩对动脉粥样硬化的发展有较好的控制作用，主要通过刺激一些相关的穴位以调节血管的舒缩功能，防止血管硬化加重。

建议调理疗程

每天1~2次
7天1个疗程

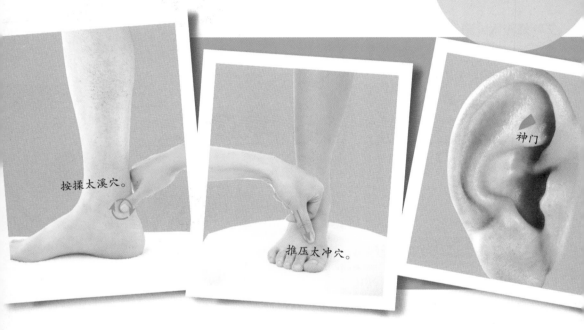

按揉太溪穴。

推压太冲穴。

神门

1 太溪穴
用拇指按揉太溪穴1分钟，以有酸胀感为度。

2 太冲穴
用拇指指腹推压太冲穴，每次约1分钟。

3 耳部神门反射区
用按摩棒对准穴位，以适当的力度按摩1~3分钟，也可用0.5厘米见方的医用胶布，将米粒压贴于此，捏压30秒左右。

快速取穴

太溪穴：坐位垂足，由足内踝向后推至与跟腱之间凹陷处即是。

太冲穴：足背，沿第 1、第 2 趾间横纹向足背上推，可感有一凹陷处即是。

耳部神门反射区：在三角窝后 1/3 的上部。

手部大脑反射区：在双手掌面拇指指腹。

手部肾上腺反射区：双手掌侧，第 2、第 3 掌骨体远端之间。

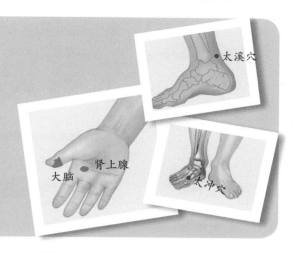

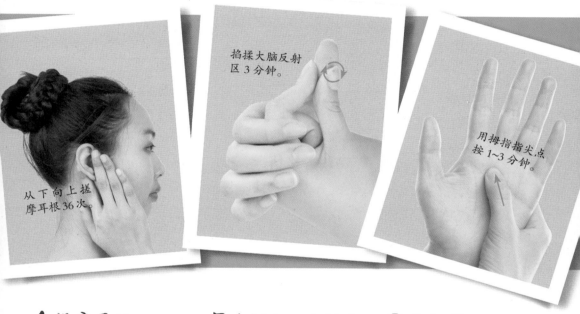

从下向上搓摩耳根 36 次。

掐揉大脑反射区 3 分钟。

用拇指指尖点按 1~3 分钟。

4 搓摩耳根

用双手食、中二指同时夹住两耳根部，从下向上搓摩 36 次。

5 手部大脑反射区

用拇指指尖掐揉大脑反射区 3 分钟。也可用夹子、丝带等夹住或绑住该反射区，过一段时间再松开。

6 手部肾上腺反射区

用拇指指尖点按手部肾上腺反射区 1~3 分钟，力度宜轻柔，不要损伤皮肤。

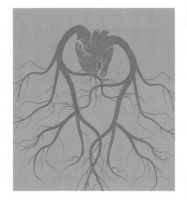

常见心血管疾病
——心肌梗死

心肌梗死一般指急性心肌梗死。急性心肌梗死是冠状动脉急性、持续性缺血缺氧引起的心肌坏死。心肌梗死一般多发生在左心室，其中以左心室前壁、心尖部及室间隔前 2/3 较为常见。

心肌梗死的症状

前兆：部分患者发病前数日可能会有乏力、胸部不适、心悸、气促、烦躁、心前区疼痛等冠心病常见症状。

早期症状：心前区疼痛，多见于清晨，休息或活动时都可能发生，可表现为持续长时间不缓解。也有少数患者无疼痛，发病开始就出现胸闷、气短、呼吸困难、咳嗽等心力衰竭症状，或意识模糊、皮肤苍白、四肢冰凉、出汗、血压降低等休克症状。

典型症状：表现为心前区疼痛或憋闷感。疼痛或憋闷部位主要指胸骨后方，向左下方可延伸到左侧肋骨、上腹部，向上可到左侧肩、背甚至口腔、头部。部分患者也可表现在左上肢。疼痛性质多为心前区的"压迫感、挤压感、沉重感"。

伴随症状：急性心肌梗死发生后，血压、心率、心律等均可能出现不同程度的变化。初期患者有心跳加快、血压升高等表现。后期伴随心跳减慢、大汗淋漓、呼吸困难、头晕、意识不清等表现。部分患者可直接休克。

心肌梗死的认知误区

误区 1 心肌梗死发作时都会剧烈胸痛。很多急性心肌梗死患者的发作症状不典型，可以表现为上腹痛、牙痛、下颌痛、左肩或腋下疼痛等，这些不典型部位的疼痛容易被患者忽视；同时部分心肌梗死患者也可以没有明显的疼痛。对于上述心肌梗死，如果只以"胸口疼"作为判断标准，会耽误治疗时机。

误区 2 心肌梗死发作时要立即服用硝酸甘油。如果发现身边有人出现心肌梗死，有条件最好给患者测血压，血压过高或过低服药均有风险，因为在口服硝酸甘油之后，患者血压会进一步降低，甚至会造成血压急剧下降，加重急性心肌梗死对患者的损害。

引起心肌梗死的危险因素

急性心肌梗死的基本病因，是心脏自身供血渠道因各种原因堵塞，失去供血的心肌仍旧工作，耗氧不断增加，进而出现供氧和需氧失衡，导致心肌坏死。

心脏内血液灌注量减少
各种原因造成心肌供血不足，从而引起心肌氧的供需失衡。

心肌供氧不足
呼吸衰竭、严重贫血、低血压、休克等均可以造成心肌供氧不足。

心肌耗氧增加
心肌耗氧超过供氧，心肌可能因过劳而受损。

过劳
剧烈体力负荷可诱发斑块破裂，导致急性心肌梗死。

便秘
因便秘时用力屏气而导致心肌梗死的老年人并不少见，必须引起老年人足够的重视。

寒冷刺激
突然的寒冷刺激可能诱发急性心肌梗死。

暴饮暴食
进食大量含高脂肪、高热量的食物后，血脂浓度突然升高，导致血黏稠度增加。

激动
由于激动、紧张、愤怒等激烈的情绪变化诱发心肌梗死。

心肌梗死发作之前的 3 种征兆

1. 原来有过心绞痛，但心肌梗死时又使原来的症状加重，发作次数增加，疼痛加重且持续时间延长。

2. 原来无心绞痛发作史，心前区突然剧痛，持续加重。

3. 少数人无心绞痛发作，只表现胸闷不适，稍活动便心悸气短，全身乏力。

心肌梗死发作时如何进行现场急救？

1. 急性发作时应卧床休息，尽量少搬动患者。室内保持安静，立即与急救中心取得联系。

2. 在等待救护车期间，若发现患者脉搏细弱、四肢冰冷，提示可能将发生休克，应轻轻地将患者头部放低，足部抬高，以增加血流量。

3. 如果发生心力衰竭、憋喘、口吐大量泡沫痰以及过于肥胖的患者，头低足高位会加重胸闷，只能扶患者取半卧位。让患者含服硝酸甘油、消心痛或苏合香丸等药物。

4. 不宜多喝水，应禁食。解开领扣、裤带，有条件的吸氧，注意保暖。

心肌梗死患者
饮食调养妙招

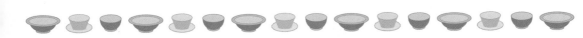

吃点大蒜抗血管硬化

　　每日生食大蒜或洋葱 10~15 克可降血脂，并有增强纤维蛋白活性和抗血管硬化的作用。大蒜有助于防止心脑血管中的脂肪沉积，降低胆固醇，促使血管舒张，调节血压，增加血管的通透性，从而抑制血栓的形成，预防动脉粥样硬化。

饭后吃点醋，软化血管

　　醋能抑制和降低人体衰老过程中过氧化脂质的形成，有助于降低血压，防止心血管疾病，也能降低尿糖含量，预防糖尿病。醋中所含的醋酸、乳酸、氨基酸、甘油和醛类化合物能促进血液循环，醋中的氨基酸可消耗体内过多的脂肪，减肥效果不错。

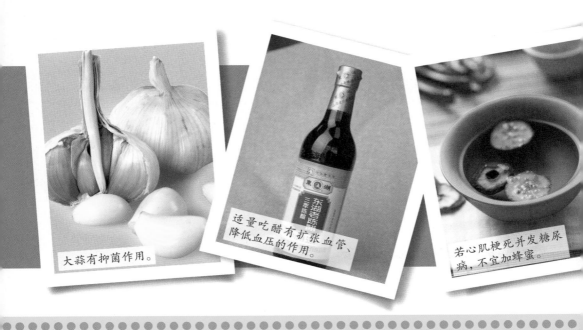

大蒜有抑菌作用。

适量吃醋有扩张血管、降低血压的作用。

若心肌梗死并发糖尿病，不宜加蜂蜜。

多吃豆类食物，
对心脏有好处。

适当增加镁的摄入量，
以预防并发症，含镁高
的食物有葡萄、香蕉等。

注意钠、钾平衡，以
免引起高血压，多食
用含钾的食物。

山楂蜂蜜茶抗血栓

山楂中的类黄酮有一定的
强心作用，可缓慢而持久地降
压；三萜类成分有显著的扩张
血管及降压作用；解脂酶能促
进脂肪类食物的消化，促进消
化液分泌，增加胃内酶素，有
助于胆固醇转化。用开水泡山
楂，加适量蜂蜜，冷却后代茶饮，
可以抗血栓。

适量吃含不饱和脂肪
酸的食物，可以降血
脂，防治心肌梗死。

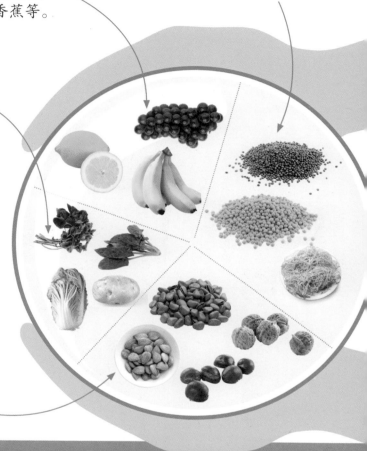

"心肌梗死患者宜少食多
餐，多食易消化，有营
养的食物。"

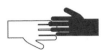

中医外治
刺激特殊穴位和反射区

中医认为，心肌梗死是由于心脉闭塞、心失血养所致。故可以选择一些补气养血、活血化瘀的穴位进行刺激。

建议调理疗程
每天 1~2 次
7 天 1 个疗程

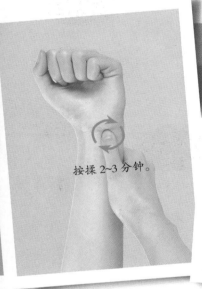

按揉 2~3 分钟。

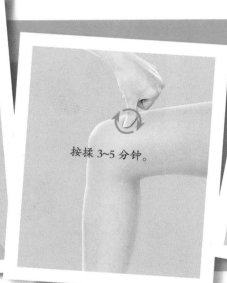

按揉 3~5 分钟。

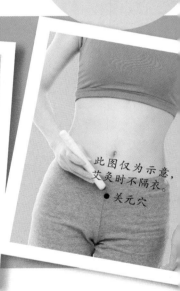

此图仅为示意，艾灸时不隔衣。
● 关元穴

1 大陵穴

用拇指按揉大陵穴 2~3 分钟。

2 血海穴

用拇指指腹按揉血海穴 3~5 分钟。

3 关元穴

点燃艾条，距离皮肤 3~5 厘米，温和灸关元穴 5~10 分钟，灸至皮肤潮红，热力内透为止。

快速取穴

大陵穴： 微屈腕握拳，在腕横纹上，两条索状大筋之间即是。

血海穴： 屈膝 90°，手掌伏于膝盖骨上，拇指与四指成 45°，拇指尖处。

关元穴： 在下腹部，正中线上，肚脐中央向下 4 横指处即是。

足部颈项反射区： 双足踇趾底部横纹处。

足部心反射区： 左足足掌第 4、第 5 跖骨上端。

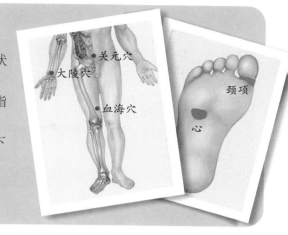

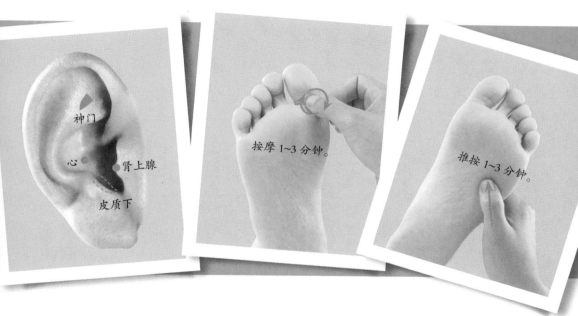

按摩 1~3 分钟。

推按 1~3 分钟。

4 耳部反射区

在耳部找到皮质下、心、神门、肾上腺的相应部位。每次选 2~3 穴，先用手指按揉，再用王不留行籽贴压。

5 足部颈项反射区

用拇指指腹按摩足部颈项反射区 1~3 分钟。也可用牙签或发夹刺激。

6 足部心反射区

用拇指指腹推按足部心反射区 1~3 分钟，用力稳健。

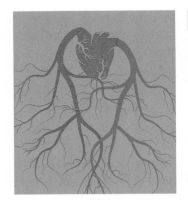

常见脑血管疾病——脑卒中

脑卒中又称"中风""脑血管意外"，是一种急性脑血管疾病，是由于脑部血管突然破裂或因血管堵塞导致血液不能流入大脑而引起脑组织损伤的一组疾病，包括缺血性脑卒中和出血性脑卒中。

脑卒中是我国居民第一位死亡原因。缺血性脑卒中占所有卒中的75%~90%，出血性脑卒中只占 10%~25%。脑卒中具有发病率、致残率、复发率和死亡率均高的特点。

脑卒中的症状表现

前驱症状：头痛、头晕，特别是突然感到眩晕；突然感到一侧面部或手脚麻木；暂时性吐字不清或讲话不灵；肢体无力或活动不灵；一侧或某一侧肢体不由自主地抽动；双眼突感看不清眼前事物；短暂意识丧失或个性和智力的突然变化。

发病后症状：猝然昏扑、不省人事或突然发生口眼歪斜、半身不遂等。

脑卒中认识误区

误区1 脑卒中发病突然，无法预防。在脑卒中发病前往往有许多先兆，比如，脑卒中发病前大多会有一次到多次的短暂脑缺血发作，表现为突然发生的单眼或双眼看不清东西，面部或单侧肢体麻木、无力，说话不清楚，剧烈头痛等症状，一般发作仅持续几分钟便消失，极易被患者忽略。一旦出现上述先兆，常预示着脑卒中的来临，必须积极治疗，不可延误。

误区2 血压正常或偏低者不会得脑卒中。很多人都知道高血压患者容易得脑卒中，高血压是脑出血和脑梗死的重要危险因素，但不是唯一的危险因素。脑动脉粥样硬化患者由于脑血管管腔变得狭窄，以及其他一些危险因素存在，即使血压正常或偏低也同样会得脑卒中，只是发病的概率要比高血压患者少。

误区3 阿司匹林可以预防脑卒中。心血管病高危人群服用小剂量阿司匹林可以较有效地预防脑梗死的发生，但是阿司匹林并不是万能的，单纯药物治疗并不能完全阻止脑卒中的发生。养成健康的生活方式才是预防脑卒中的基石。

引起脑卒中的危险因素

脑卒中的病因比较复杂多样，主要有以下几种。

缺血性脑卒中
脑动脉栓塞、炎症、感染、红斑狼疮、结节性大动脉炎等都可能诱发脑梗死。

出血性脑卒中
动脉瘤、脑动脉畸形、外伤等因素都可能引发脑出血。

高血压
高血压是脑卒中最常见的病因，也是可治疗和预防的危险因素。

心脏病
心脏病特别是心房纤颤，是脑卒中的常见危险因素。积极预防和治疗心脏病可以降低脑卒中的发生。

糖尿病
不仅可以诱导和加速动脉粥样硬化，还可以通过多个途径使血栓、栓塞的危险性增加。

颈动脉粥样硬化
可以造成颈动脉管腔狭窄，减少脑供血而导致脑梗死。

不良的生活习惯
吸烟、酗酒、高盐摄入、缺乏体育锻炼等都是脑卒中的高危因素。

血脂增高
特别是饱和脂肪酸容易导致动脉粥样硬化，是脑卒中的重要危险因素。

脑卒中的预兆

1. 头晕，特别是突然感到眩晕。
2. 肢体麻木，有的为舌麻、唇麻。
3. 暂时性吐字不清或讲话不灵。
4. 肢体无力或活动不灵。
5. 与平时不同的头痛。
6. 不明原因突然跌倒或晕倒。
7. 短暂意识丧失。
8. 全身明显乏力，肢体软弱无力。
9. 恶心呕吐或血压波动。

脑卒中的三级预防

1. 一级预防即针对具有脑卒中危险因素的人群，积极治疗危险因素，同时定期监测其他危险因素的发生并采取针对性措施，减少疾病发生。

2. 二级预防即针对已发生过一次或多次脑卒中的患者，予以早期诊断早期治疗，防止严重脑血管病发生，常用的 5 类降压药均可用于脑卒中二级预防；对已经患有糖尿病等其他疾病的人员开展心血管疾病二级预防。

3. 三级预防即针对已患脑卒中的患者，加强康复护理，防止病情加重。

脑卒中患者
饮食调养妙招

多吃小米、豆类等含镁丰富的食物

镁可以防止细胞膜上的钙流入细胞内,起到维持细胞内外矿物质平衡的作用,故能保护脑细胞不受到缺血后的继发损伤。富含镁的食物除蔬菜外,还有小米、豆类、干蘑菇、冬菇、番茄等。

多吃含碘丰富的食物

多吃些富含碘的食物,如海带、紫菜、虾米等,可减少胆固醇在动脉壁上的沉积,防止动脉粥样硬化的发生。

推荐吃法: 水发海带洗净,沥干,切条;嫩豆腐切成方块。锅中热油,放入蒜蓉炒香,再放海带丝、生抽,略微翻炒几下,加入高汤或水,煮沸后加入豆腐块、盐即可。

常喝夏枯草决明子茶

夏枯草味辛、苦,性寒,具有清肝火、散郁结、降血压的作用;决明子味甘、苦、咸,性微寒,有清肝明目、润肠通便之功效。二者与绿茶共用,具有平肝潜阳、泻火通络的作用。尤其适合患有高血压、容易上火的人饮用。

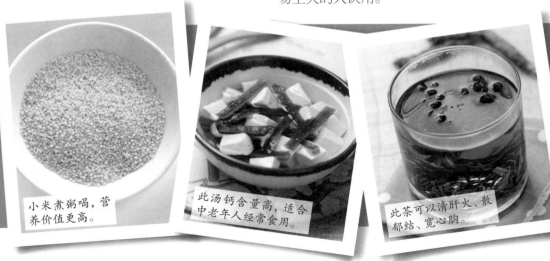

小米煮粥喝,营养价值更高。

此汤钙含量高,适合中老年人经常食用。

此茶可以清肝火、散郁结、宽心胸。

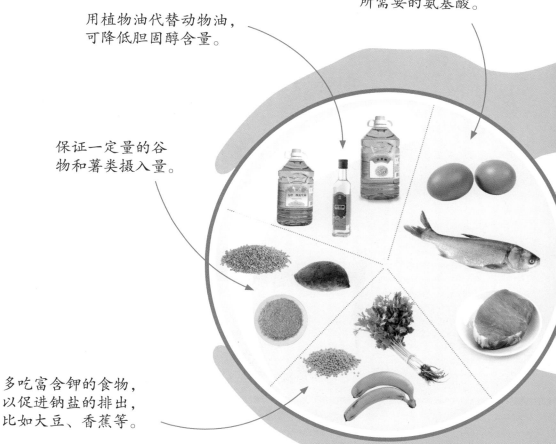

多吃富含蛋白质的食物，以供给身体所需要的氨基酸。

用植物油代替动物油，可降低胆固醇含量。

保证一定量的谷物和薯类摄入量。

多吃富含钾的食物，以促进钠盐的排出，比如大豆、香蕉等。

" 脑卒中患者要及时纠正不良的饮食方式，不宜吃高脂肪、高热量、高盐的食物。"

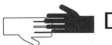

中医外治

刺激特殊穴位和反射区

按摩法治疗脑卒中后遗症的主要方向是溶栓和止血，以解除脑血管痉挛，降低颅内压，疏通肢体脉络，行气活血。

整体调理疗程

每天1~2次
7天1个疗程

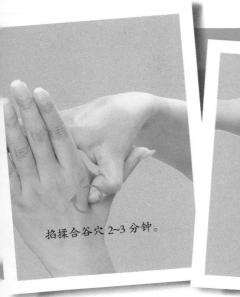

搓揉合谷穴2~3分钟。

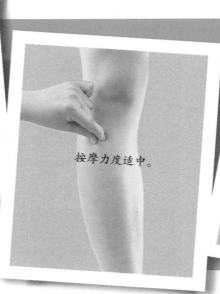

按摩力度适中。

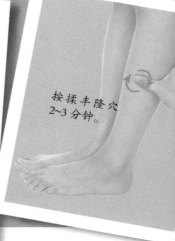

按揉丰隆穴2~3分钟。

1 合谷穴

用拇指指尖搓揉2~3分钟，有酸胀、微痛的感觉为宜。

2 足三里穴

用拇指和食指指尖刺激足三里穴100下，按、压、揉、搓皆可。

3 丰隆穴

用拇指指腹按揉丰隆穴2~3分钟，有酸胀、微痛的感觉为宜。

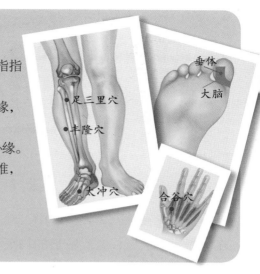

💡
快速取穴

合谷穴：一手拇指、食指张开呈90°，另一手拇指指间关节横纹压在其虎口上，指尖点到处。

足三里穴：站位弯腰，同侧手虎口围住髌骨上外缘，余四指向下，中指指尖处即是。

丰隆穴：在小腿外侧，外踝尖上8寸，胫骨前肌的外缘。

太冲穴：足背，沿第1、第2趾间横纹向足背上推，可感有一凹陷处即是。

足部垂体反射区：位于双足踇趾趾腹正中。

足部大脑反射区：位于双足踇趾趾腹全部。

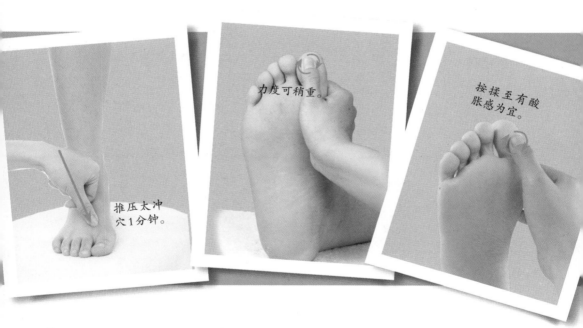

力度可稍重。

按揉至有酸胀感为宜。

推压太冲穴1分钟。

4 太冲穴
　　用拇指指腹推压太冲穴，每次约1分钟。

5 足部垂体反射区
　　用拇指指腹按揉足部垂体反射区1~3分钟，用力稳健，速度缓慢均匀。

6 足部大脑反射区
　　用拇指指腹按揉足部大脑反射区1~3分钟，手指紧贴皮肤，不要后退，也不要左右移动。

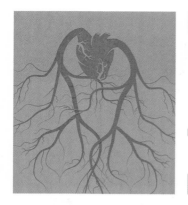

常见脑血管疾病 ——脑梗死

脑梗死又称缺血性脑卒中，是一种脑部血液循环障碍，由缺血、缺氧导致的局限性脑组织缺血性坏死或软化。其中脑血栓形成是脑梗死最常见的类型，约占全部脑梗死的 60%，因而通常所说的"脑梗死"实际上指的是脑血栓形成。

脑梗死的症状

初期脑梗死患者一般意识清醒；中期出现意识障碍、延髓性麻痹、四肢瘫痪、昏迷、中枢性高热、应激性溃疡等；晚期并发脑疝时，常危及生命。

脑梗死认识误区

脑梗死属于急症，也是一个高致残率及高致死率的疾病。所以我们应该更清楚地了解脑梗死疾病，加深对脑梗死疾病的认识，才能更加有效地预防和治疗脑梗死的发生，减少对身体的伤害。

误区 1 高血压是脑梗死唯一病因，只要保持血压正常就可以预防脑梗死的发生。脑梗死建立在高血压及动脉粥样硬化的基础上，但是并不说明高血压是引起脑梗死的唯一原因，造成脑梗死的发生有很多种原因，糖尿病、高血脂、抽烟、饮酒等都可能诱发脑梗死。

误区 2 脑梗死为脑血管病，应该都是急性起病。脑梗死起病分为两种，一种是急性起病，还有一种是慢性起病。急性起病大约占 70%。如果是急性起病，很可能是栓塞造成的。约 30% 患者以头晕头痛、记忆力减退等慢性病起病。因此 50 岁以上的人群体检，除了心肺，建议也多关注大脑。

误区 3 支架手术可以解决脑血管堵塞的问题。支架只能起到扩张血管的作用，血液黏稠、血流缓慢的根本问题却没有得到解决，时间久了血栓、血脂依然会黏附在支架上面引起血管堵塞。

引起脑梗死的危险因素

脑梗死各个病因分型方法标准不同，但均将大动脉粥样硬化、心源性栓塞和小动脉闭塞等作为脑梗死主要的几种病因。

大动脉粥样硬化
血栓、动脉栓塞、载体动脉病变堵塞穿支动脉及低灌注，可引起脑梗死。

心源性栓塞
心房颤动、心房扑动、心脏瓣膜病、人工心脏瓣膜等是高危因素。

小动脉闭塞
主要为高血压引起的脑部小动脉玻璃样变、动脉粥样硬化性病变及纤维素样坏死等。

烟雾病
烟雾病是脑梗死的高危病因。

行为危险因素
比如吸烟、酗酒、不健康饮食、运动量减少等，也可能成为诱因。

性别
男性和女性相比较，男性脑梗死的发病率更高。

年龄
中老年人更容易发病。

基础疾病
如高血压、心脏病、糖尿病、血脂异常及心房颤动等，也可能诱发脑梗死。

并发症

· **肢体麻痹和肌肉运动障碍：**表现为一侧或两侧肢体瘫痪，颜面部肌肉麻痹。

· **讲话及吞咽困难：**若病变累及控制咽喉肌的中枢，可导致语言功能和吞咽功能障碍。

· **记忆减退和思考困难：**患者可能在理解、记忆等方面出现障碍。

· **情绪障碍：**患者常难以控制情绪，更容易发生抑郁、狂躁等症状。

脑梗疾病并非中老年人的"专利"

尽管中老年群体是脑梗疾病的主要高发人群，但是这并不意味着年轻人就没有罹患脑梗的危险。近年来，脑梗疾病越来越有年轻化的态势，这主要是因为部分年轻人生活压力较大、作息时间不规律、缺乏运动、饮食不节制，同时还有抽烟、喝酒等不良生活习惯，这些都可能会诱发脑梗疾病。如果家族里有高血压、高血糖、高血脂等遗传基因，那患病概率也会增加。

脑梗死患者
饮食调养妙招

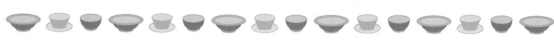

每天 1 个苹果，远离脑梗死

　　苹果中富含的钾能与体内过剩的钠结合并排出体外，从而起到降血压的作用。同时，钾还能有效保护血管，降低脑卒中的发病率。苹果中含有的类黄酮，可通过抑制低密度脂蛋白氧化，帮助防治动脉粥样硬化。

吃点香菇，预防脑梗死

　　适量食用香菇有助于降血压、降胆固醇、降血脂，又可预防动脉粥样硬化、肝硬化等疾病。香菇含有丰富的膳食纤维，有助于降低血液中的胆固醇，从而降低脑梗死的发病率。

　　推荐吃法：香菇洗净，切成小丁。将肉末下锅煸炒熟，再加入香菇丁一起煸炒，盛出备用。将大米洗净，加水煮成粥，加入香菇肉末，加盐调味，略煮片刻，撒上葱花即可。

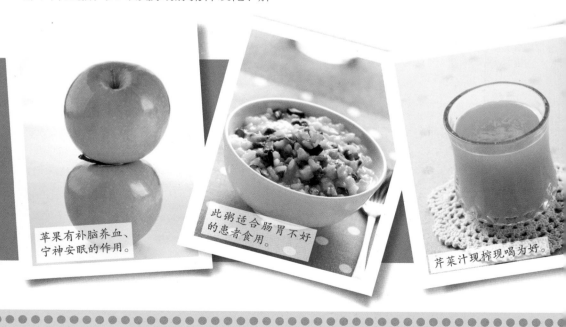

苹果有补脑养血、宁神安眠的作用。

此粥适合肠胃不好的患者食用。

芹菜汁现榨现喝为好。

宜多食蔬菜、水果，增加膳食纤维的摄入量。

宜多食用全谷类食物，可预防心脑血管疾病。

多吃富含叶酸的食物，可以促进机体的功能恢复。

喝点芹菜汁，降压降脂

芹菜的叶茎中含有某些特殊物质，具有降血压、降血脂、防治动脉粥样硬化的作用。

宜多食豆类及其制品，有利于降低胆固醇含量。

"脑梗死患者要清淡饮食，控制盐、糖和脂肪的摄入量，以促进身体恢复。"

中医外治
刺激特殊穴位和反射区

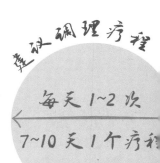

脑梗死恢复期，按摩穴位可以调节血液运行，有防止动脉粥样硬化的作用，所以患者可以在医生的指导下进行穴位刺激。

建议调理疗程

每天1~2次
7~10天1个疗程

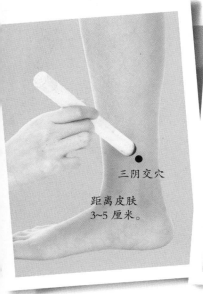

三阴交穴

距离皮肤
3~5厘米。

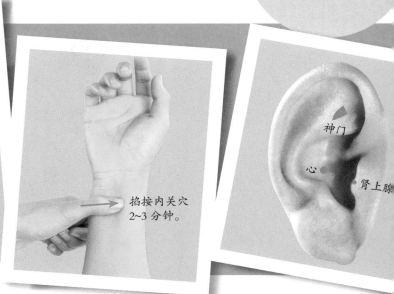

掐按内关穴
2~3分钟。

神门
心
肾上腺

1 三阴交穴

点燃艾条，对准三阴交穴，距离皮肤3~5厘米，艾灸至皮肤微微发红为宜。

2 内关穴

用拇指指尖掐按内关穴2~3分钟，以有酸胀、微痛的感觉为宜。

3 耳部反射区

在耳部找到心、神门、肾上腺的相应部位，每次选2~3穴，先用手指按揉，再用王不留行籽贴压。

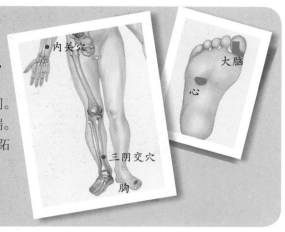

快速取穴

三阴交穴： 正坐或仰卧，胫骨内侧面后缘，内踝尖向上 4 横指处即是。

内关穴： 从腕横纹向上 3 横指，两索状筋之间。

足部心反射区： 左足足掌第 4、第 5 跖骨上端。

足部胸反射区： 双足足背第 2、第 3、第 4 跖骨中部形成的区域。

足部大脑反射区： 位于双足踇趾趾腹全部。

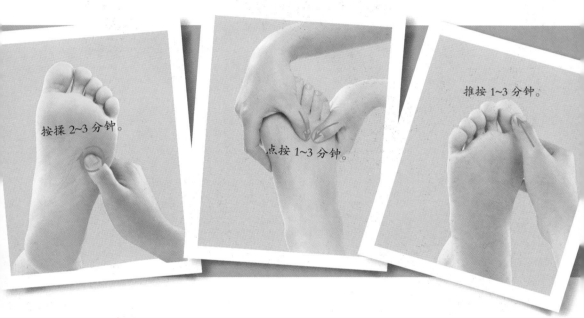

按揉 2~3 分钟。

点按 1~3 分钟。

推按 1~3 分钟。

4 足部心反射区

用拇指指腹按揉足部心反射区 2~3 分钟，能促进血液微循环，使血管保持通畅。

5 足部胸反射区

用手指指腹点按足部胸反射区 1~3 分钟，用力要均匀，动作要有节奏，力度要适中。

6 足部大脑反射区

用拇指指腹推按足部大脑反射区 1~3 分钟。

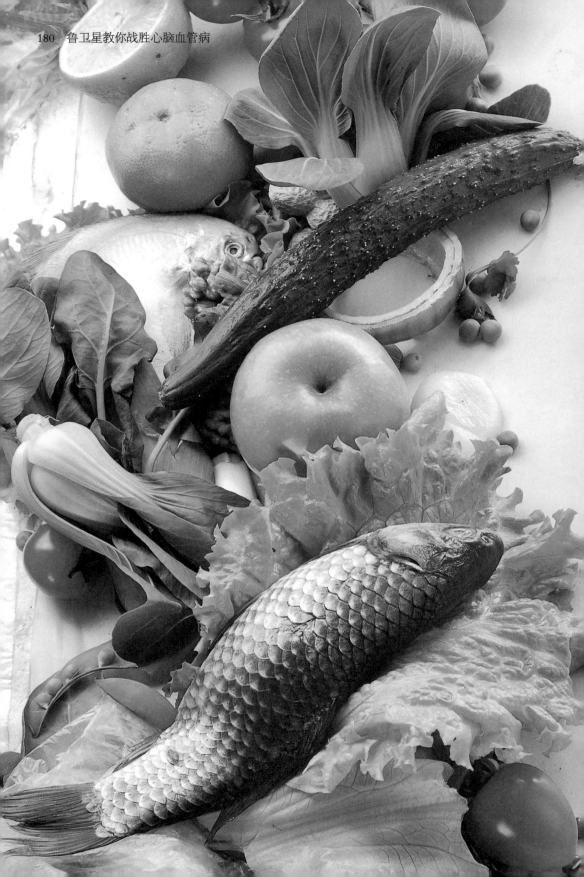